SEXUALIDAD PARA TODOS

SEXUALIDAD PARA TODOS

URQUÍA - CRESPO - CARRERA - GRANJA - PULI - GUAMUSHIG
PERALTA - DÁVILA - ZURITA - JIMENEZ - MOREJÓN

Una producción de Cuevas Ediciones
2017, Ediciones Cuevas, Quito Ecuador

Diseño de Cubierta: Paola Torres

ISBN: 978-1540595300
Impreso en Ecuador - Printed in Ecuador

IMPORTANTE

La información aquí contenida no debe utilizarse durante ninguna emergencia médica, ni para el diagnóstico o tratamiento de alguna condición médica.

Debe consultarse a un médico con licencia para el diagnóstico y tratamiento de todas y cada una de las condiciones médicas. En caso de una emergencia médica, llame al 911.

Cada uno de los artículos aquí recopilados son de exclusiva responsabilidad de sus autores.

PRESENTACIÓN.. 13

Christian Urquía
NO ES SOLO SEXO.. 19

Marco Crespo
ESTEREOTIPOS Y CONSENTIMIENTO....................................... 33

Rocío Carrera
PRACTICANDO LA SEXUALIDAD.. 47

Jeanneth Puli
ESTRÉS POR EL SEXO Y CÓMO MEJORAR SU VIDA SEXUAL...... 61

Alexandra Guamusig
SEXUALIDAD ON LINE.. 77

Rocío Peralta
LA EDAD DORADA Y CASOS ESPECIALES.............................. 91

Susana Zurita
SEXUALIDAD Y SALUD.. 103

Aidé Dávila
SALUD SEXUAL EN MUJERES Y NIÑOS.................................... 113

Yadira Jimenez
MITOS Y VERDADES.. 125

Lourdes del Rocio Morejon
SECRETOS DE LOS MEJORES AMANTES DEL MUNDO................ 135

Luis Fernando Granja
MÉTODOS ANTICONCEPTIVOS... 147

Prólogo

Hablar de sexualidad en casa sigue siendo un tema complejo en los hogares de toda Latinoamérica. No importa mucho que vivamos en pleno siglo XXI y que el acceso a la información a través de Internet esté al alcance de la mano.

Aún nos sonrojamos cuando los niños nos preguntan de dónde vienen los niños o el porqué de las escenas eróticas que suelen mostrarse en televisión, incluso en horario familiar.

Y mientras los padres y educadores carecen de herramientas adecuadas para tratar temas sobre sexualidad nuestros niños obtienen una sobrecarga de información en los medios sociales y páginas de dudosa responsabilidad.

Este libro nace como una respuesta a la necesidad de padres y educadores para conocer sobre la sexualidad y poder explicarla con fundamento a cualquier menor.

Este es un libro que pretende ser para todos, respetando la diversidad y ofreciendo respuestas claras y simples tanto a los adultos mayores como a las parejas que recién inician su vida sexual o a las personas que necesitan resolver ciertas dudas y le ayuda a destruir viejos mitos que en ciertos casos pueden seguir tomándose como ciertos.

Es el esfuerzo editorial de un grupo de enfermeros , enfermeras y médicos que han puesto toda su dedicación y años de experiencia en la atención a pacientes para ayudarle a entender la sexualidad en el mundo moderno.

No se han dejado de lado aspectos vitales como la diversidad y género, también se ha investigado acerca de los nuevos modos de interacción sexual con las nuevas tecnologías.

Uno de los objetivos fundamentales de la presente obra está

ligada a la protección y cuidados. Por eso se explican los métodos de prevención de ITS (Infecciones de Transmisión Sexual) pero no nos hemos detenido sólo en ese aspecto.

También hablamos sobre tolerancia ,conciencia social y respeto a las minorías sexuales , cómo proteger su identidad y sus datos cuando la intimidad se ve vulnerada en Internet.

Esperamos que esta obra sea de gran ayuda como libro de consulta y también una buena forma de poner el tema de la sexualidad sobre la mesa en los hogares ecuatorianos y de habla hispana.

Dr. Fernando Granja
Médico Residente de Emergencias HSFQ y Editor de la obra

ÍNDICE DE AUTORES

EDITOR

LUIS FERNANDO GRANJA CARRIÓN, Médico Universidad Central del Ecuador, Residente de Emergencias HSFQ, Estudiante de la Maestría en Salud y Seguridad Ocupacional UISEK

AUTORES

URQUÍA VALENCIA CHRISTIAN HUGO , Licenciado de Enfermería de la Universidad Central Del Ecuador, Facultad de Ciencias Médicas, Escuela Nacional de Enfermería, Especialista en Instrumentación Quirúrgica y Gestión de Quirófano. Docente de la UCE (Universidad Central del Ecuador) Carrera de Enfermería. Docente de la PUCE (Pontificia Universidad Católica del Ecuador) Facultad de Enfermería. Capacitador de PRIMEROS AUXILIOS SVB. BRIGADAS DE EMERGENCIA. CORPORACIÓN LÍDERES. Líder del Proceso de Hospital del Día, Hospital Docente de Calderón. NO ES SOLO SEXO.

CRESPO LOOR MARCO A. , Auxiliar de enfermería en hospital de SOLCA y el Hospital Gíneco-Obstétrico Isidro Ayora. Brigadista activo por más de 10 años en el grupo de rescate y auxilio de SOLCA Quito. Miembro del EDAN (Evaluación de Daños y Análisis de Necesidades en forma Hospitalaria. Licenciado en Enfermería de la Universidad Central del Ecuador, Facultad de Ciencias Médicas, Escuela Nacional de Enfermería. ESTEREOTIPOS Y CONSENTIMIENTO

CARRERA ESCOBAR ROCÍO NOEMI, Licenciada en Enfermería, de la Facultad Ciencias de la Salud, Escuela de Enfermería de la Universidad Técnica del Norte de la ciudad de Ibarra. Diplomado en el Desarrollo local y Salud de la Universidad Particular de Loja, Curso de Postgrado en Auditoría Médica de la Universidad Tecnológica Nacional Facultad Regional Buenos Aires de Argentina. Supervisora de Enfermería. Coordinadora de Hospitalización del Hospital San Francisco de Quito. PRACTICANDO LA SEXUALIDAD.

PULI ÁVILA LOURDES JEANNETH, Licenciada en Enfermería de la Universidad Central del Ecuador. Facultad de Ciencias Médicas Escuela Nacional de Enfermería. Supervisora de turno en el HSFQ IESS.
ESTRÉS POR EL SEXO Y COMO MEJORAR SU VIDA SEXUAL

DÁVILA QUISHPE MARÍA AIDÉ, Licenciada en Enfermería de la UCE Facultad de Medicina. Especialista de Enfermería en Medicina Crítica. Docente de Prácticas en la UCE de la Carrera de Enfermería. Coordinadora de Docencia HSFQ. Miembro del Comité de Bioética en Investigación, Auditoría e Historias Clínicas, Investigación y Docencia HSFQ.
SALUD SEXUAL EN MUJERES Y NIÑOS

JIMENEZ SALAZAR YADIRA, Licenciada en Enfermería de la Universidad Nacional de Loja, Facultad de Ciencias Médicas, Escuela de Enfermería. Magister en Gerencia En Salud Para el Desarrollo Local de la Universidad Técnica Particular de Loja.
MITOS Y VERDADES

MOREJÓN DÁVILA LOURDES DEL ROCÍO, Licenciada en Enfermería de la Universidad Central del Ecuador, Facultad de Ciencias Médicas, Escuela Nacional de Enfermería. Presidenta de la Asociación Nacional de Enfermeras Filial Orellana. Magister en Enfermería Quirúrgica de la Universidad Autónoma de los Andes. Docente de la Carrera de Enfermería en la UCE. Docente de Enfermería de la UDLA; Docente de Enfermería de la UNIANDES.
SECRETOS DE LOS MEJORES AMANTES DEL MUNDO

GRANJA CARRIÓN LUIS FERNANDO, Médico Universidad Central del Ecuador, Residente de Emergencias HSFQ, Estudiante de la Maestría en Salud y Seguridad Ocupacional UISEK.
MÉTODOS ANTICONCEPTIVOS

CHRISTIAN HUGO URQUÍA VALENCIA

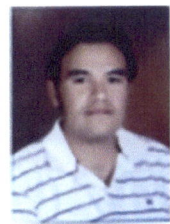

Licenciado de Enfermería de la Universidad Central Del Ecuador, Facultad de Ciencias Médicas, Escuela Nacional de Enfermería, en el año 2004.

Especialista en Instrumentación Quirúrgica y Gestión de Quirófano 2008. Docente de la UCE (Universidad Central del Ecuador) Escuela de Enfermería 2006 Docente de la PUCE (Pontificia Universidad Católica del Ecuador) Facultad de Enfermería 2014.

Capacitador de PRIMEROS AUXILIOS SVB. BRIGADAS DE EMERGENCIA. CORPORACIÓN LÍDERES desde el 2010 .

Ganador de concurso de méritos y oposición Hospital General Docente de Calderón en el 2015, actualmente se desempeña como: Líder del Proceso de Hospital del Día desde el 2015 hasta la actualidad.2016

DEDICATORIA

Para mis 3 amados hijos.
Quienes cambiaron el argumento de mi
vida.

No es solo
SEXO

"La violencia racial, de género, sexual y otras formas de discriminación y violencia, no pueden ser eliminados sin cambiar la cultura".

Charlotte Bunch

La sexualidad es algo inherente a la condición de todo ser vivo, una de las condiciones de la supervivencia asociada a la reproducción.

Pero en los seres humanos, la sexualidad es mucho más que sexo con fines reproductivos.

La sexualidad tiene que ver con toda una serie de componentes que involucran términos como género, identidad sexual, orientación sexual, etc.

En este capítulo vamos a explicar estos términos como una introducción al tema. Pero antes, me gustaría que juntos revisemos algunos hechos históricos que revolucionaron nuestras ideas en torno al sexo y la sexualidad.

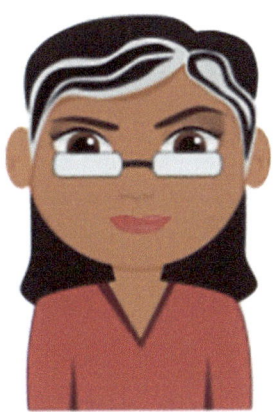

La píldora
El viagra
El SIDA
El Internet

Adelantos científicos, una terrible enfermedad y el desarrollo de Internet han sido determinantes para que hoy entendamos la sexualidad de otra manera.

Además de grandes movimientos sociales que han luchado por la igualdad sexual y contra la violencia de género.

Un Poco de Historia

- A fines de los años 60 se pone a la venta la píldora anticonceptiva, causando gran expectativa y una verdadera "revolución sexual", las mujeres tenían la posibilidad de planificar la familia y ejercer sus derechos reproductivos.

- Debieron pasar más de 30 años para que la ciencia médica diera con un vasodilatador que facilita la erección en el hombre, la pastilla azul, hoy más conocida como viagra ha permitido a millones de hombres, sobretodo en edad avanzada, recuperar la actividad sexual.

- Diez años antes, a principios de los 80, investigadores descubren el Síndrome de Inmuno Deficiencia Adquirida (SIDA), producido por el VIH. Poniendo sobre el tapete muchos mitos en torno a la sexualidad, la forma de contagio y también, gracias a ello, una serie de campañas de información.

- El Internet ha cambiado nuestras vidas y ya existen niños y jóvenes que nacieron con un computador conectado a la red en casa y un celular en las manos. Esto ha dado origen a una enorme cantidad de información sobre sexualidad no siempre adecuada a la edad y desarrollo emocional del menor.

Además, ha dado origen a nuevos peligros que atentan la privacidad, el derecho a la intimidad y nuevas formas de acoso y violencia sexual.

Vamos a explorar todos los aspectos tradicionales de un libro de sexualidad, tales como prácticas y cuidados, protección contra las infecciones de transmisión sexual (ITS) más comunes y cómo ejercer nuestros derechos sexuales y reproductivos respetando las diferentes orientaciones y formas de vivir la sexualidad.

Primeros Conceptos

Cinco términos que debemos conocer y no confundir para entender la sexualidad con rigor científico respetando las opiniones personales.

1. Sexo

El sexo es todo aquello que está involucrado con los genitales y está muy relacionado con la reproducción humana. Una gran mayoría suelen confundir sexo genital con sexualidad.

2. Genitalidad

Hace referencia al aspecto más corporal de la sexualidad, centrándose en los genitales (el pene y la vagina). Es un concepto parcial del sexo del individuo y de su conducta sexual.

3. Orientación sexual

Sirve para describir si una persona siente deseo sexual por personas del género opuesto (heterosexual), del mismo género (homosexual) o por ambos géneros (bisexual). Cuando la orientación sexual no es de tipo heterosexual, suelen usarse las siglas GLBT

4. Género

Es un término técnico específico en ciencias sociales que alude al "conjunto de características diferenciadas que cada sociedad asigna a hombres y mujeres" (masculino, femenino).

5. Sexualidad

Conjunto de actividades y comportamientos relacionados con el placer sexual.

Se trata de un elemento básico de la personalidad, un modo de ser, de manifestarnos y comunicarnos con los otros.

Se incluye nuestra anatomía sexual y reproductiva pero también otros factores como:
"El género, las identidades de sexo y género, la orientación sexual, el erotismo, la vinculación afectiva y el amor, y la reproducción.

Se experimenta o se expresa en forma de pensamientos, fantasías, deseos, creencias, actitudes, valores, actividades, prácticas, roles y relaciones.

La sexualidad es el resultado de la interacción de factores biológicos, psicológicos, socioeconómicos, culturales, éticos y religiosos o espirituales".[1]

Por eso insistimos en que:

LA SEXUALIDAD ES MUCHO MÁS QUE SEXO

"La actividad sexual es el conjunto de acciones que producen excitación, placer erótico y gratificación del deseo.
Esas acciones pueden o no culminar en el **orgasmo**".[2]

Más adelante definiremos el orgasmo, por ahora la idea general de que es una explosión de placer le va a servir para seguir adelante con la información. Una pregunta muy recurrente que se hacen las personas es: ¿Por qué tenemos actividad sexual?.

Las muchas razones para la actividad sexual
Las personas tienen actividad sexual por muchas razones, una investigación realizada por el Departamento de Psicología de la Universidad de Texas encontró tantas como: 237 razones por las que un grupo de consultados realiza la práctica sexual.

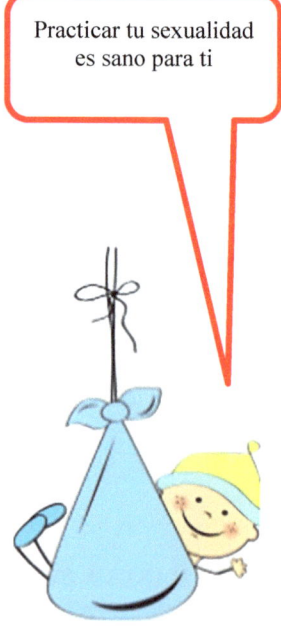

Practicar tu sexualidad es sano para ti

Por supuesto, está la motivación de tener un hijo, pero los motivos por los que alguien realiza actividad sexual van desde complacer a la pareja, aliviar el estrés, para tener mayor cercanía con la pareja o por puro placer.

Las razones son variadas. Sea por lo que sea, tener sexo es muy bueno, relaja, descarga **endorfinas*** en la sangre y es una de las conductas que sirve para sentirnos más plenos y felices.

*Las **endorfinas** son sustancias químicas naturales del cuerpo que nos hacen sentir bien. Se generan en el hipotálamo y se les conoce como: "las hormonas de la felicidad".

¿CÓMO SE CLASIFICA LA ACTIVIDAD SEXUAL?

Si la actividad sexual la realiza una sola persona se denomina:

1. Autoerotismo
Aquí tenemos prácticas como la autoestimulación, las fantasías sexuales,los sueños eróticos, la masturbación, el uso de objetos para estimular las zonas erógenas, como vibradores y otros.

Si la actividad sexual es realizada por dos o más personas entonces hablamos de una:

2. Actividad socio erótica
Las actividades socio eróticas a su vez pueden ser penetrativas y no penetrativas
Ejemplos de actividad no penetrativas pueden ser las prácticas de seducción y conquista, los abrazos, los besos en la mejilla o tomarse de las manos, las caricias, la estimulación mutua de los genitales sin llegar a la introducción de objetos, dedos, lengua o genitales en el cuerpo de la otra persona.

Las actividades sexuales penetrativas incluyen: introducción de objetos, dedos , lengua o genitales en el cuerpo de la otra persona.

El papel de los sentidos en la sexualidad
Sensualidad no es lo mismo que sexualidad pero está relacionado, podemos decir que es un subconjunto de la sexualidad.
La sensualidad hace referencia a los sentidos y son muy importantes dentro del estímulo para producir deseo o repulsión, que puede ser o no sexual.
Si olemos una flor nos puede dar hambre o sueño, asco o quizá despierte nuestro deseo sexual.

Los estímulos se dan a través de los cinco sentidos y es la mente quien decide cómo responder a ellos.

ES MÁS QUE PENETRACIÓN

La actividad sexual no se reduce solamente a la penetración, como vemos, "tener sexo" también significa, por ejemplo: dar y recibir caricias incluso con la ropa puesta.

Cuando la actividad sexual se realiza mediante la penetración del pene en la vagina se habla de coito.

Cuando el pene se introduce en el ano usamos el término coito anal..

¿Todas las caricias son consideradas una forma de actividad sexual?.
No, un abrazo o una caricia fraterna al estar desprovista de una carga erótica NO ES UNA ACTIVIDAD SEXUAL.
Por ejemplo: unas nalgadas entre compañeros de un equipo de fútbol para celebrar el campeonato no es un acto sexual. Claro que toda interacción humana siempre debe tener respeto mutuo, de lo contrario una nalgada entre compañeros podría considerarse una ofensa sexual.

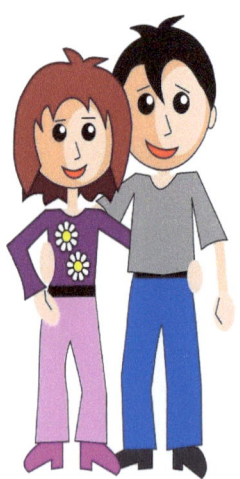

La Ofensa Sexual
Es toda forma de ofensa que involucre algún elemento de sexualidad, por ejemplo: una persona que es molestada por ser homosexual o una mujer que recibe comentarios con tintes sexuales por el hecho de ser mujer o porque ese día decidió usar una minifalda.

Son ofensas sexuales que incluso están tipificadas como delito. A veces puede ser complejo identificar una ofensa sexual porque una mirada que incomode a otra persona, podría ser una ofensa.

Por eso debemos tener mucho cuidado cuando interactuamos con las personas y tratar de no ofender a nadie.

¿Cómo saber cuándo puedo hacer una broma o comentario sin que sea una ofensa sexual?, Únicamente cuando la persona afectada nos da su consentimiento, ya hablaremos de eso en el siguiente capítulo.

Preguntas Frecuentes sobre Diversidad Sexual

Existen muchísimas preguntas acerca de la sexualidad, es por eso que cada capítulo va a finalizar con un grupo de preguntas sobre el tema tratado.

Es posible que el contenido de las respuestas se repita pero esto le va a permitir que el libro sirva como una guía de consulta rápida.

¿Qué significa LGBT?
Son las siglas de Lesbiana, Gay, Bisexual y Transexual. Son formas de orientación sexual, misma que fue definida en la página 23.
A veces se incluye la I de Intersexual y la Q de Questioning o de Queer.

¿Y qué es un intersexual?
Son aquellas que presentan características de hombres y mujeres ya sea en en su físico, genética, hormonas u otros.
Antiguamente se les decía Hermafroditas pero este término es incorrecto.

¿Por qué es incorrecto decir hermafrodita?
Porque un individuo intersexual no posee las funciones reproductivas completas de un hermafrodita (como por ejemplo el caballito de mar), solo presenta ciertas características de hombre y de mujer.

¿Y qué es el Questoring?
Questioning refiere a personas que están cuestionando su sexualidad[3].

¿Qué significa Queer?
Son personas que no se etiquetan a sí mismas en una categoría en particular.

¿Ser homosexual es una enfermedad?
No es una enfermedad, es una orientación sexual. Es verdad, que en la

antigüedad fue considerada una enfermedad mental e incluso un delito en varios países, pero hace décadas que la OMS (Organización Mundial de la Salud) sacó a la homosexualidad de su listado de enfermedades mentales.

¿Dos lesbianas pueden contagiarse enfermedades?
Independientemente la orientación sexual, si existe un intercambio de fluidos, existen riesgos de salud y deben ser prevenidos.
Hablaremos sobre prevención y enfermedades en el capítulo 7.

¿Cómo puedo ayudar a mi familiar o amigo/a "LGBT"?
Existen cuatro cosas muy importantes que puedes hacer para ayudar a tener una sociedad más justa y tolerante y son:

Respetar
Todos tenemos algo que nos hace únicos y nos diferencia de los demás, ¿te imaginas ser discriminado por tus gustos o preferencias?. Imagina que tus amigos dejaran de hablar contigo solo por tus gustos personales.
Imagina cómo sería tu vida si no te permitieran trabajar debido a tu orientación sexual. Ya lo dijo el célebre político mexicano Benito Juárez: *"El respeto al derecho ajeno es la paz"*.

Escuchar
Formar parte de los LGBT puede ser muy solitario, porque estamos hablando de una minoría sexual, en Ecuador todos tenemos la experiencia del migrante que fue y sigue siendo un fenómeno social tan grande que todos conocemos a alguien que tuvo que migrar y con esto formó parte de una minoría.

No es fácil pertenecer a una minoría y a menudo lo único que necesita un amigo o familiar LGBT es ser escuchado.

Valorar
La orientación sexual de una persona no influye en su capacidad académica, ni en su rendimiento en el trabajo o en los deportes. Ser LGBT no te hace ni mejor ni peor persona.

Enseñar

Muchas veces la sociedad suele juzgar a las personas LGBT por falta de conocimiento y este libro puede ser una herramienta para enseñar a otros sobre la orientación sexual y entender que la orientación sexual es   un derecho.

¿Cómo puedo saber cuál es mi Orientación Sexual?

Los medios de comunicación, la familia y los códigos culturales en su mayoría hablan y dan por sentado el comportamiento heterosexual como único y exclusivo. Al tratarse de minorías, los LGBT no siempre tienen los mismos espacios, quizá usted sienta cierta confusión y piense que podría no ser heterosexual, pero, ¿cómo estar seguro?.

Si usted piensa que podría tener cierta orientación sexual pero no está seguro puede hacer el siguiente análisis.

Si usted, frente a cierta persona:

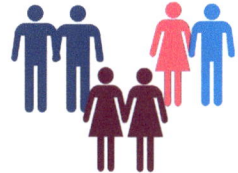

- Siente palpitaciones
- Se le revuelve el estómago
- Se sonroja
- Tiene pensamientos sexuales y
- Se lo imagina en su futuro

Felicidades, usted tiene esa orientación sexual.

Creo que no soy heterosexual pero mi familia no lo aceptaría, ¿qué puedo hacer?

Usted puede tomar la decisión de contarlo a su familia si realmente quiere hacerlo y vivir con las consecuencias.
Pero también puede tomar la decisión de no hacerlo porque no es obligatorio contar cuál es la orientación sexual de cada uno.

Para tomar una mejor decisión puede acudir a personas que ya pasaron por esa experiencia, preguntarles y de ese modo tener más información.
Finalmente la decisión de hablar sobre su orientación sexual es suya.

1 *Promoción de la Salud Sexual. Recomendaciones para la acción. Organización panamericana de la salud, Organización Mundial de la Salud, Asociación Mundial de Sexología. Guatemala, 2000.*

2 ¿Qué es la actividad sexual?, Semana 3 del Mooc Sexualidad, mucho más que sexo, Univesidad de los Andes, Colombia, disponible en coursera,org

3 Municipalidad de Santiago. 100 Preguntas Sobre Sexualidad Adolescente. Municipalidad de Santiago, Santiago de Chile; 2016. Pág. 53

MARCO A. CRESPO LOOR

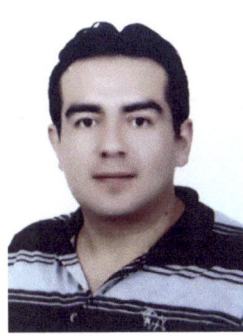

Auxiliar de enfermería en hospital de SOLCA y el Hospital Gíneco-Obstétrico Isidro Ayora 2001 - 2010.

Brigadista activo por más de 10 años en el grupo de rescate y auxilio de SOLCA Quito. Miembro del EDAN (Evaluación de Daños y Análisis de Necesidades en forma Hospitalaria)entre otros.

Licenciado en Enfermería de la Universidad Central del Ecuador, Facultad de Ciencias Médicas, Escuela Nacional de Enfermería en el año 2009.

Ganador de Concurso de Méritos y Oposición en el Hospital San Francisco de Quito IESS en el año 2011. Miembro activo del Grupo de Primera Respuesta del Hospital San Francisco. Además trabaja en el Instituto Psiquiátrico Sagrado Corazón de las Hermanas Hospitalarias 2015. Actualmente labora en el servicio de Emergencia del HSFQ 2016.

DEDICATORIA

MIS PADRES Y HERMANA QUE SIEMPRE HAN SIDO MI APOYO PRIMORDIAL EN TODAS LAS FACETAS DE MI VIDA,

A MIS HIJOS QUE SON MI RAZON DE VIDA Y A MI GRAN AMOR PILAR

Estereotipos y Consentimiento

"Cualquier mujer que entienda los problemas de llevar una casa está muy cerca de entender los de llevar un país".

Margaret Thatcher

Estereotipos y Sexualidad

Según el sexo con que nacemos, las mujeres y los hombres somos marcados de manera diferente por la sociedad con normas, valores, mandatos y pautas de comportamientos.

Esto es lo que se conoce como **estereotipos de género**, todos lo conocemos pero repasemos los roles tradicionales que se nos ha impuesto como sociedad:

Estereotipos Masculinos	Estereotipos Femeninos
Independiente	Dependiente
Seguro	Insegura
Confiado	Desconfiada
Proveedor	Necesita un proveedor
Tendencia al dominio	Necesita ser dominada
Aptitudes científicas	Aptitudes sociales
Amor al riesgo	Prefiere la seguridad

¿Cuántos ejemplos podemos dar para demostrar que esto no es verdad?

Seguro todos podemos pensar en mujeres que también son: Independientes, Seguras, Confiadas, Proveedoras en sus hogares, tienen Tendencia al dominio, Aptitudes científicas, Amor al riesgo y muchas otras características que aparentemente pertenecen solo a los hombres.

No hablamos de identidad de género, son simplemente estereotipos que no se corresponden necesariamente con la realidad.

Hoy por hoy leemos esas ideas acerca de lo que significa ser hombre y ser mujer y generalmente estamos en contra de estas ideas establecidas, hemos generado mayor conciencia de que los estereotipos son ideas anticuadas que deben ser derribadas para poder construir una sociedad más tolerante, igualitaria y que respete los derechos de hombres y mujeres.

Sin embargo, queda mucho por hacer también en este aspecto. La forma como son percibidos los roles masculino y femenino siguen estando presentes en nuestro diálogo.

Son comunes todavía expresiones como: "golpeas como una nena", "hazlo si eres hombre", "débil como una mujer", "duro como un hombre".

Aún persisten en nuestro entorno estas ideas retrógradas y es labor de todos terminar de desterrarlas. Educar a nuestros hijos en respeto a la diversidad sin caer en el estereotipo.

Son ideas que ya no se sostienen en los entornos públicos, pero todavía subsisten prejuicios en torno a los roles sociales del hombre y la mujer.

Hacia una sociedad con equidad de género, donde hombres y mujeres cumplen los mismos roles en el hogar

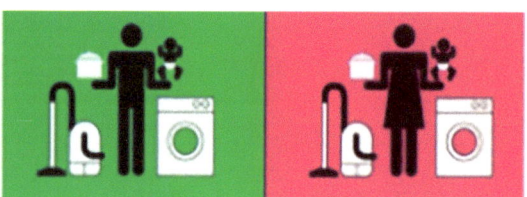

Todavía existen madres que asignan las labores domésticas exclusivamente a las hijas, evitando que los varones asuman responsabilidades en casa tales como hacer la limpieza, lavar o cocinar.

Hoy tenemos la responsabilidad histórica como padres de abandonar por completo los estereotipos entendiendo que solo son una serie de ideas erróneas sobre el rol de género.

La educación en valores empieza y se desarrolla en casa.

Un hombre tierno no es débil ni mucho menos afeminado.
Una mujer independiente no es una cualquiera.

Unas curiosidades que le ayudarán a entender lo absurdo de los estereotipos:

¿Sabía que los tacones de los zapatos fueron inventados para los hombres?.
Inicialmente los tacos se crearon para evitar que los pies de los caballeros se salieran del estribo al andar a caballo.

Caballero etimológicamente significa que anda a caballo, una función que era exclusiva de los hombres.

No solo tienen que ver con la forma de vestir, los estereotipos también pretenden enseñarnos el tipo de trabajo que debemos tener según nuestro género. Esto está cambiando y ya tenemos a hombres realizando trabajos supuestamente exclusivos de las mujeres y a mujeres desempeñando labores que antes solo se consideraban para hombres. Por desgracia, la desigualdad en los sueldos es otra forma de estereotipo, las mujeres suelen ganar menos dinero por el mismo trabajo, solo por ser mujeres.

LOS DICTADOS DE LA MODA

¿Sabía usted que el rosado era el color de los niños?
Y el azul era para las niñas.

Es verdad, antes del siglo XX el heredero al trono usaba el rosado como color oficial, ya que el rojo pertenecía al rey.

Entonces se asignaba el rosado (un rojo de baja graduación) al príncipe heredero quien usaba ese color hasta convertirse en rey.
Esa costumbre se propagó entre el pueblo y no fue hasta los años 40 en pleno siglo XX que la idea de vestir a los niños de rosa cambió y el rosa dejó de ser sinónimo de masculinidad.

¿Y por qué cambió la costumbre?
Porque a unas tiendas de principios del siglo XX le sobraron muchas telas rosadas y decidieron confeccionar vestidos con ellas, el resto, fue solo marketing.

El color azul estaba relacionado con la virgen María, de ahí la costumbre de vestir a las niñas de ese color.

¿Sabía usted que los mejores chef son, mayormente hombres?
Es curioso pensar que la alta cocina sea de propiedad casi exclusiva de los hombres, mientras las labores domésticas en la cocina se asignan a las mujeres.

Como podrá notar los estereotipos sociales que se asignan al género masculino y femenino dependen de la sociedad y pueden transformarse. Transformarlos para construir una sociedad más justa es tarea de todos.
Los estereotipos pueden ser muy destructivos, sobre todo si nos referimos al proceso de **seducción y conquista**.

Se ha aceptado que el hombre es quien toma la iniciativa en cuanto a seducción y conquista. El hombre asume el rol activo y la mujer un rol más sumiso.

Esto puede llevar a peligrosas conclusiones y al abuso sexual.

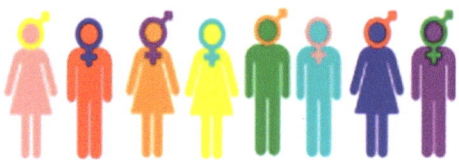

Prepárate para las relaciones sexuales

Cómo prepararnos para iniciar unas relaciones sexuales tiene que ver con varios aspectos sicológicos, biológicos y de interacción social que serán explorados a lo largo del libro.

Ahora vamos a detenernos en lo que tiene que ver con el requisito más importante para la actividad sexual.

El Consentimiento

Cuando tengas relaciones sexuales con otra persona, el primer requisito es que ambos quieran participar del acto sexual, es decir, que exista el consentimiento de las partes involucradas.

¿Qué significa dar consentimiento?

El consentimiento significa que las personas aceptan participar en una actividad sexual.

¿Cómo se sabe que una persona da su consentimiento?
Para que exista consentimiento deben cumplirse cuatro requisitos:

REQUISITOS DEL CONSENTIMIENTO:
1. La persona da su consentimiento de forma verbal.
2. Al hacerlo, no siente presión física, psicológica o social.
3. La persona están la capacidad física, mental y social de dar su consentimiento.
4. Además, quien da su consentimiento debe tener la edad legal para que su consentimiento sea válido.

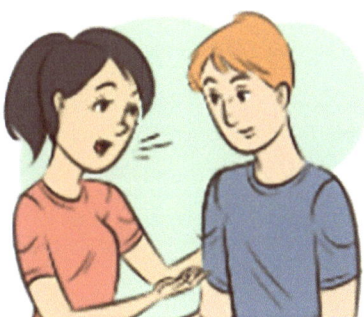

¿Por qué la persona debe expresar verbalmente que desea participar del acto sexual?

Es muy importante que se haga de forma verbal y clara para evitar malos entendidos.
Esta debe sea una actividad que ambos desean y lo han expresado de esa forma y para que puedan ponerse de acuerdo sobre las alternativas de cuidado que van a utilizar.

> Cualquier actividad sexual que ocurre sin consentimiento es una forma de violencia sexual.

Preguntas Frecuentes sobre Consentimiento

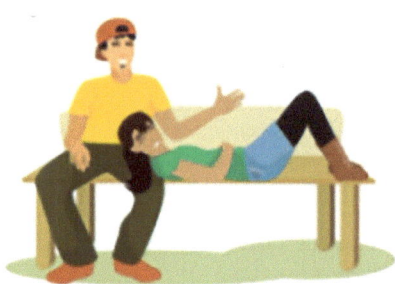

¿Cómo hablar del consentimiento con la pareja sin que esta pierda el interés y/o el deseo?
Hablen con tiempo sobre esto, no en el momento de mayor excitación cuando las ideas solo fluyen en determinada dirección.

Hablen antes acerca de la posibilidad de tener relaciones sexuales, qué tipo de actividad sexual están dispuestos a realizar, cuáles son sus límites y tomen las decisiones de forma libre y responsable.

No olviden hablar también de métodos de protección, tanto para las ITS (Infecciones de Transmisión Sexual) como sobre los métodos para prevenir un embarazo no deseado. Más adelante en el libro trataremos estos temas con mayor amplitud.

¿Cómo le digo que no quiero, sin herir los sentimientos de la pareja?
Lo primero que debes buscar en una pareja, aunque solo se trate de un encuentro sexual ocasional, es una comunicación abierta y fluida, sin temas prohibidos.

Tanto el hombre como la mujer pueden no estar dispuestos a dar su consentimiento en determinado momento. Esto no significa que los afectos o el amor se han terminado, simplemente la persona está ejerciendo su derecho a no dar su consentimiento.

No hay necesidad de razones o argumentos, exprésalo de forma clara y directa: No quiero.

Es importante aclarar dos mitos sobre la sexualidad humana:

1) Los hombres no están siempre dispuestos al acto sexual.
2) Las mujeres no se hacen las difíciles, no significa no.

Si usted y su pareja hablan sobre estos mitos y los dejan en claro se pueden evitar enormes cargas de estrés.

¿Si ya di mi consentimiento una vez, significa que debo seguir haciéndolo?

El consentimiento siempre es temporal, usted puede tener interés en realizar una actividad sexual hoy, pero no hay obligación de repetir.

¿El consentimiento significa que tengo permiso para hacer todo tipo de actividad sexual?

No, el consentimiento debe ser específico. Es posible que su pareja le haya dado permiso solamente para tocarse por encima de la ropa y darse algunos besos. Pero esto no le autoriza a usted a ir más allá. Por eso es tan importante conversar sobre esto con tiempo.

También debe quedar claro que la persona que da su consentimiento puede retirarlo incluso durante la actividad sexual.

Veamos un ejemplo: Una joven y su novio van juntos a un motel. Ambos han expresado su interés en participar de un acto sexual completo con coito incluido. Durante el encuentro, la joven es penetrada por el novio un par de veces. En ese momento ella decide que no desea continuar.

Este es un ejemplo en el que la joven decide, por cualquier motivo, quitar el consentimiento a su pareja y por frustrante que pueda ser, el debe respetar su decisión porque de los contrario estaría incurriendo en un delito de violencia sexual.

¿Qué hacer cuando un(a) amigo(a) se me acerca libidinosamente?[1]

Tener un acercamiento libidinoso quiere decir que una persona tiene una conducta enmarcada en el ámbito sexual, es decir, que

Sus intenciones son puramente sexuales.

Primero debe identificar si usted se siente cómodo o cómoda con ese acercamiento. Si el acercamiento no le resulta agradable usted tiene todo el derecho de expresar su incomodidad, pedir a esa persona que detenga su accionar y si es necesario pedir ayuda.

Es posible que sea persona sea de su agrado, puede ser incluso su pareja pero si en ese momento usted siente incomodidad o molestia por la forma como se aproxima, tiene derecho a expresar su rechazo.

¿Qué hacer si sufro de acoso en la calle o lugar público?

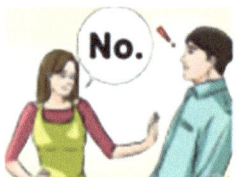

Casi siempre los piropos son una forma de acoso, usted no tiene que tolerarlos y mucho menos si el acoso incluye tocamientos o exposición obscena.

Usted tiene pleno derecho a defenderse de los agresores, lo primero es poner en evidencia al acosador, pedir ayuda a las personas que quizá no se han percatado de la amenaza, entrar en una tienda o negocio para pedir ayuda, usted debe decidir no callar.

Por desgracia es poco probable que una denuncia por acoso prospere, pero los acosadores callejeros son cobardes y generalmente huyen cuando se ven expuestos , la próxima vez se lo pensará dos veces antes de propasarse.

¿Cómo se protegen los derechos de las minorías sexuales?

Hasta antes de 1997 ser homosexual era un delito en Ecuador, luego de la despenalización recién en 2008 se escribieron leyes para garantizar los derechos humanos de las minorías sexuales.

Es por eso que hoy en día, el Código Penal sanciona, en todo un capítulo, los delitos de odio por orientación o identidad sexual[2].
Sin embargo, el colectivo LGTB sigue siendo víctima de discrimen y violencia.

Más allá de la leyes, es tarea de todos educar e informar sobre los derechos de orientación sexual y sobretodo, respetar las diferentes formas de orientación sexual.

REFERENCIAS

1 Municipalidad de Santiago. 100 Preguntas Sobre Sexualidad Adolescente. Municipalidad de Santiago, Santiago de Chile; 2016. Pág. 48

2 "La población GLBTI ecuatoriana aún vive en condiciones de desigualdad" Artículo del Diario El Telégrafo del lunes 21 de octubre de 2013.

Para profundizar en el tema:
La Universidad de los Andes de Colombia ha desarrollado un Mooc (curso en línea) titulado "Sexualidad, mucho más que sexo", donde se explica en detalle acerca de identidad de género y derechos sexuales. Puede consultar el curso en la plataforma coursera.org.

Si tiene interés en recibir orientación sobre asociaciones TILGB (Trans, intersex, lesbianas, gays y bisexuales) en Ecuador puede acudir a Silueta X, asociación sin fines de lucro que brinda orientación y asesoría. Visite su sitio web en siluetax.wordpress.com

Rocío Carrera Escobar

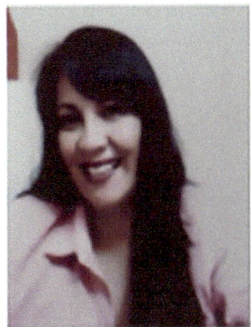

Licenciada en Enfermería, egresada en el año de 1995 de la Facultad Ciencias de la Salud, Escuela de Enfermería de la Universidad Técnica del Norte de la ciudad de Ibarra. Diplomado en el Desarrollo local y Salud de la Universidad Particular de Loja en el año 2009, Curso de Postgrado en Auditoría Médica de la Universidad Tecnológica Nacional Facultad Regional Buenos Aires de Argentina 2014.

Ganadora de Concurso de Merecimientos y Oposición en el Hospital San Francisco de Quito (IESS) en Noviembre del 2011, Supervisora de Enfermería desde el 2013 - 2015. Coordinadora de Hospitalización del Hospital San Francisco de Quito en el 2015, y desde el 2016 Responsable del Área de Auditoría de Facturación hasta la actualidad.

DEDICATORIA

Dedico este libro a mi Dios quien es mi fuerza y fortaleza con su palabra me da aliento de vida no me deja caer, él es quien me ha enseñado cosas grandes y maravillosas que las quiero compartir: sencillez, humildad, respeto, honradez y lealtad.

A mis padres que siempre me apoyan y son mi fuente de motivación e inspiración para superarme cada día y a mis amigos de esta obra que me han dado la oportunidad de realizar un nuevo reto en mi vida.

Practicando la Sexualidad

"El sexo sin amor sólo alivia el abismo que existe entre dos seres humanos de forma momentánea"

Erich Fromm,
Psicólogo alemán.

El orgasmo y otros placeres

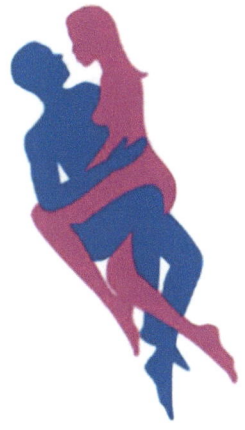

El acto sexual entre seres humanos ofrece elementos de placer muy especiales, contrario a otras especies, los humanos no tenemos ciclos de apareamiento que faciliten la reproducción. Nosotros tenemos ciertas condicionantes ligados al placer, al amor, a los afectos y como se dijo en el capítulo anterior, a la capacidad de dar un consentimiento.

Pero, ¿cómo se produce el acto sexual?, ¿qué características tiene? y ¿qué es el orgasmo?. En este capítulo vamos a responder a estas y otras preguntas.

Por increíble que parezca, en fecha tan reciente como 1967, tuvimos resultados de una investigación científica efectuada con rigurosidad sobre la actividad sexual en humanos.

El libro se llama "Respuesta sexual humana" y fue escrito por Masters y Johnson, investigadores que documentaron más de 10.000 actos sexuales.

Gracias esta pionera investigación se han definido 5 diferentes fases o etapas del acto sexual.

1. Fase de Deseo Sexual:

También recibe el nombre de **líbido**, es la primera etapa del acto sexual. Puede aparecer de forma involuntaria si la persona tiene ciertos estímulos que encienden el deseo, puede ser algo que vemos, escuchamos, olemos, etc.

¿Qué ocurre con el cuerpo en la fase del deseo sexual?

La mejor forma de entenderlo es conociendo sobre las hormonas, seguro que algo ha oído sobre las hormonas, ya le contamos sobre las endorfinas, las llamadas hormonas de la felicidad.

La hormona responsable de la líbido en los hombres se llama **testosterona***, es la que hace que una persona se excite después de una estimulación física o psicológica.

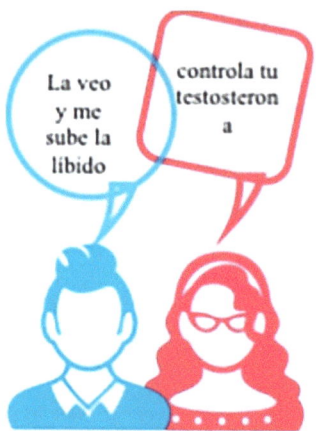

*Testosterona

Hormona sexual masculina, también presente en las mujeres aunque en niveles más bajos, es la gran responsable del deseo sexual o líbido.

2. Fase de Excitación

La respiración se agita, el número de pulsaciones va en aumento así como la presión arterial. No es que haya corrido una pequeña distancia, está en la fase de excitación y los signos físicos son más evidentes.

En esta fase en el hombre se produce la erección y en la mujer se hinchan los labios vaginales y el clítoris, aumenta la lubricación vaginal, el tamaño de los senos y se endurecen los pezones.

En el hombre, la fase de excitación suele ser muy rápida, mientras que la mujer necesitará de mayor estímulo para llegar a la fase de excitación, es por esto que se hace tan necesario el juego previo, del cual hablaremos en el siguiente apartado.

3. Fase de Meseta

Podemos pensar que la fase de meseta es la fase de excitación pero más intensa, las personas no notan un cambio evidente pero Masters y Johnson notaron dos cambios en el hombre:

Los testículos crecen y se acercan al cuerpo y aparecen unas gotas de líquido en el pene.

Estas gotas las produce la glándula de Cowper, sirven para facilitar la lubricación durante el coito.

Recuerde: Estas gotas pueden contener espermatozoides en cantidad suficiente para que se produzca un embarazo y por esto el **coito interruptus*** no es una método de anticonceptivo eficiente.

4. Fase del Orgasmo

El punto máximo del acto sexual, el clímax u orgasmo es el punto más alto de excitación y en él se producen espasmos musculares, en el rostro y también en los genitales tanto masculinos como femeninos. La frecuencia cardíaca, la respiración y presión arterial suben todavía más y en el hombre se produce la eyaculación.

Simultáneamente, tanto en el hombre como en la mujer se produce una liberación de endorfinas.

Hay más cosas sobre el orgasmo que usted debe saber, más adelante vamos a tratarlas.

5. Fase de Resolución

En la última fase, el cuerpo vuelve a la normalidad, poco a poco los niveles de líbido bajan así como los niveles de presión arterial, frecuencia cardíaca y respiración.

La fase de resolución tiende a ser más prolongada en la mujer que en el hombre por lo que ella experimenta una mayor necesidad de caricias durante este periodo.

En el hombre se produce algo llamado el *período refractario*, que es el tiempo que el hombre debe esperar para poder realizar un   nuevo acto sexual.

El periodo refractario en los jóvenes puede durar tan solo unos minutos pero con los años el hombre necesita más tiempo para poder reaccionar a un nuevo estímulo, tener una nueva erección y un nuevo orgasmo.

Es importante, conocer en general los estudios de Masters y Johnson y las cinco fases del acto sexual, también hay que decir que no siempre el acto sexual incluye a la fase del orgasmo y como verá más adelante tampoco esto es una calamidad.

Ahora vamos a revisar el trabajo de una investigadora y feminista alemana llamada Shere Hite, ella tomó los estudios de Masters y Johnson

*coito interruptus Es cuando el hombre retira su pene de la vagina antes de eyacular.

y fue un poco más allá, gracias a sus estudios sobre sexualidad femenina realizado en los años 70 muchas cosas sobre la sexualidad, los afectos y necesidades de la mujer quedaron al descubierto.

Mucho tiene que ver Hite en lo que ahora conocemos como el juego sexual o juego previo.

EL JUEGO SEXUAL

El juego sexual es toda muestra de afecto y cariño que comparten las parejas, no es algo que se hace solo para estimular la líbido antes de un acto sexual, tampoco es algo que sea exclusivo del hombre.

Algunos ejemplos de juego sexual:

- ➔ Enviar flores
- ➔ Una invitación al cine o cena
- ➔ Salir a bailar
- ➔ Encargarse de las labores domésticas que eran responsabilidad de su pareja.
- ➔ Usar ropa o lencería sexy.
- ➔ Un mensaje escrito a mano.
- ➔ Y Sobretodo usar palabras de afecto tales como: cariño, amor, corazón, etc.

En la fase del deseo sexual o líbido decíamos que un estímulo puede ser físico o psicológico y que involucra a los cinco sentidos, es por esto que el juego previo es todo el coqueteo y las demostraciones de afecto que sucede entre una y otra relación sexual.

Si usted y su pareja pueden llevarse una sola cosa de este capítulo que sea esta:

El juego sexual incluye pero no se reduce a las caricias previas al coito

Ahora vamos a tratar un tema que será una constante en todo el libro y que nos gusta llamar:

El arma más poderosa de la pareja

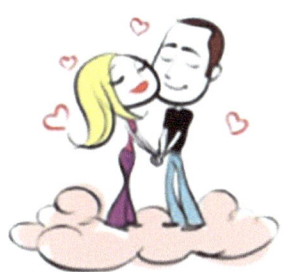

La comunicación, tan simple pero tan importante como esto, sin comunicación no hay relación de pareja, hable con su pareja sobre sus deseos y necesidades, compartan y lean este libro juntos y que sea motivo para una sana discusión sobre cómo enriquecer su vida sexual. No importa si ya es buena, siempre puede ser mejor.

En el siguiente apartado hablaremos sobre la primera vez que una persona realiza el acto sexual, muy recomendado para padres y educadores y para personas que necesitan información sobre el tema.

Muchos jóvenes experimentan la presión social de dejar de ser vírgenes, en la etapa adolescente esto puede ser motivo de una gran presión.

Imagine el cuadro: la testosterona y otras hormonas están haciendo un trabajo excelente para prepararle en sus funciones reproductivas. durante siglos la evolución se ha encargado de hacer que los hombres y mujeres estén físicamente aptos para la reproducción.

A eso sume el bombardeo de información de tipo sexual al que puede acceder un menor a través de los medios de comunicación tradicionales y ahora, a través del internet.

Frente a esta situación, muchos adolescentes experimentan con su sexualidad sin estar debidamente informados y muy temprana edad.

El Proyecto CERCA, estudio financiado por la Unión Europea, realizó en el 2011 una encuesta en el cantón Cuenca a 3 300 adolescentes de entre 12 y 18 años. Allí se concluyó que el promedio de inicio de las relaciones sexuales en adolescentes era de 15 años para las mujeres y 14 para los varones[1].

Son cifras que preocupan porque a esa edad el desarrollo emocional se ve comprometido, pero veamos:

Si usted nunca ha tenido una experiencia sexual, ¿Cómo le gustaría que fuera?.

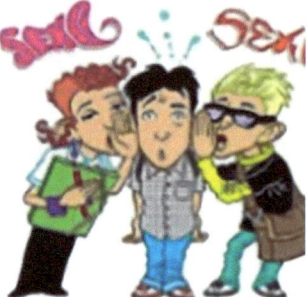

Seguro que no querrá consecuencias negativas ni que sea un feo recuerdo, porque **solo hay una oportunidad para una primera vez**, no lo puede cambiar pero sí se puede esperar. No hay apuro.

El problema con la primera vez a edad muy temprana es que la experiencia es mala, los jovencitos eyaculan tan rápido que ni se dan cuenta y la mayoría de mujeres no llegan al orgasmo.

No es fácil manejar la presión social, sobre todo porque los jóvenes suelen hablar mucho del tema, pero es muy fácil de manejar.

Si alguien pregunta si ya tuvo relaciones sexuales diga una pequeña mentira: diga que sí, que ya la tuvo y estuvo bien.

Las historias sexuales que cuentan los muchachos también son grandes mentiras, todos quieren exagerar sus proezas porque se mal informan sobre el tema en el peor lugar posible: Internet y páginas porno.
Casi el 89% de los jóvenes estadounidenses identifican a Internet como la primera fuente de información sobre sexualidad[2]. Y si bien existen páginas bien documentadas la mayoría son explícitas, y nada educativas.

Los problemas con la pornografía tiene que ver con la

presentación de una sexualidad poco realista y sobre la falta de cuidados a la hora de mostrar el acto sexual.

Como en toda película, se tiende a exagerar todos los aspectos y además ofrece una perspectiva no siempre favorable de la mujer.
Esta información, en manos de un menor puede ser un desastre para su futura vida sexual.
Y como sociedad nuestra respuesta es que el menor no debería estar viendo películas para adultos, pero.

¿Qué garantías de protección al menor ofrecen los sitios web para adultos?.

Cuando es tan simple como hacer un click para acceder a los mismos y **como padres de esta generación no tenemos ni el conocimiento ni la experiencia** que si tienen los adolescentes de hoy en el uso de nuevas tecnologías.

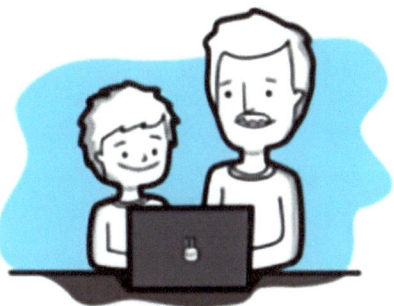

Es una realidad, nuestros jóvenes inician su vida sexual cada vez a menor edad y su principal fuente de información es el internet y los comentarios de otros jóvenes que también se informan por internet.

Frente a esto debemos exigir códigos éticos a los proveedores de sitios para adultos, no es tan difícil crear normativas que regulen el material pornográfico, una forma es que todos los sitios estén obligados a usar la extensión de dominio .XXX y eliminar los sitios que no cumplen esa norma.

Si esto se hiciera, sería bastante simple que los programas de control para niños bloqueen por automático todos los sitios con extensión de dominio .XXX.

Es tecnológicamente posible, solo hace la voluntad política para hacerlo a nivel mundial.

Por otro lado, normativas en ciertos países solicitan que los proveedores de material pornográfico al menos usen preservativos como norma, pero esta iniciativa fue rechazada en el estado de California, el principal distribuidor de este tipo de contenidos.

Autoridades de California a cargo de la seguridad laboral rechazaron[3] una propuesta que hubiera significado no sólo protección para los actores sino también una forma de fomentar el uso de protección entre quienes ven este tipo de contenidos.

Si ya ha decidido hacerlo
Si usted ya tiene vida sexual le puedo leer la mente y le diré que usted no pidió permiso a sus padres para su primer acto sexual.

No es que sea vidente, pero nunca me ha fallado.
Y si usted es virgen, seguramente tampoco le va a pedir permiso a sus padres, con esto en mente le voy a pedir un par de cosas:

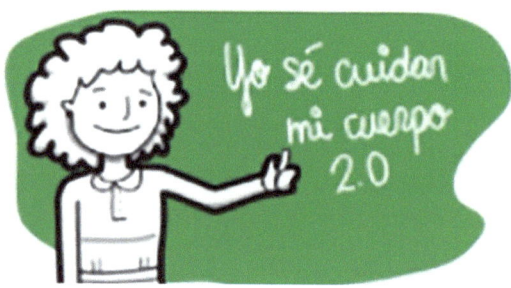

Que sea especial
No se trata de llegar al orgasmo, se trata de compartir su intimidad con alguien especial, hacerlo con alguien promiscuo puede traer consecuencias negativas en su salud.

Que sea seguro
Existe todo un capítulo dedicado a las ITS y cómo protegerse, léalo detenidamente, tome todas las precauciones posibles no solo para un no embarazo no deseado. Recuerde que el consumo de alcohol y drogas no le va a permitir tomar las mejores decisiones y además:

Hable con su pareja
En el capítulo anterior hablamos del consentimiento, esto es un requisito previo a cualquier acto sexual no importa si son parejas con 50 años de casados o si es su primera vez. Hablen sobre lo que van hacer, estén de acuerdo en lo que quieren y no quieren y respeten esos acuerdos.

PREGUNTAS FRECUENTES SOBRE ESTE CAPÍTULO

¿Puedo experimentar el orgasmo sin hacer el coito?

Tanto el hombre como la mujer puede alcanzar el orgasmo por medios de otros estímulos que no involucren el coito (cuando el pene entra en la vagina).

¿El hombre siempre alcanza el orgasmo cuando eyacula?

Si bien están muy relacionados, la eyaculación y el orgasmo no son lo mismo, casi siempre el orgasmo en el hombre viene acompañado de una eyaculación pero existen casos en lo que esto no es así.

¿En mi primera vez se me va a romper el frenillo del pene? ¿Qué debo hacer si esto ocurre?

Normalmente no se rompe el frenillo del pene en el coito ya que la vagina se lubrica y eso permite que el roce de la relación sexual no provoque una rotura o dolor.

El frenillo puede cortarse en situaciones como una relación sexual muy violenta o una práctica masturbatoria muy agresiva.

Si esto ocurre, puedes presentar abundante sangrado por lo que es necesario que consultes con un médico urólogo para tratar la herida ocasionada.

¿La mujer sangra en su primera vez? ¿De qué depende? ¿Duele?

La mujer sangra debido a que se rompe una membrana dentro de la vagina llamada "himen". Esto podría suceder. Pero a veces el himen se fisura por actividad física, movimientos bruscos o accidentes, de modo que no todas las mujeres vírgenes tienen su himen completo, y en este caso no siempre sangran.

Podría doler si la penetración se realiza de forma brusca y sin que la mujer alcance la fase de excitación o meseta.

REFERENCIAS

1 Diario El Comercio del 4 de April de 2013 "Las relaciones sexuales son cada vez más precoces en el Ecuador".

2 Diario El Telégrafo, Artículo del Domingo, 20 Septiembre 2015 "Hablar de sexo con los hijos, todavía asusta"

3 Diario El Universo, Artículo del Jueves, 18 de febrero, 2016 "California rechaza uso de condones en filmes porno".

Para profundizar en el tema:
El Informe Hite, Estudio sobre sexualidad femenina, Shere Hite.

Lcda. JEANNETH PULI

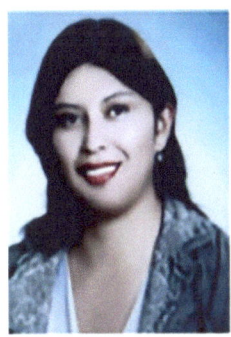

Nació en Quito el 29 de junio del 1981.
Egresada de la Universidad Central del Ecuador. Facultad de Ciencias Médicas Escuela Nacional de Enfermería en junio del 2006 título obtenido Licenciada de enfermería.

Ganadora del concurso por mérito y oposición como Licenciada de enfermería en el Hospital San Francisco de Quito IESS en noviembre 2011..

Actualmente se desempeña como Supervisora de turno en el HSFQ IESS desde junio del 2016.

DEDICATORIA

Con mucho cariño A mi esposo Luis Alberto, A mis hijos, A mis padres y hermanas.

Estrés por el sexo y como mejorar su vida sexual

"El sexo es una trampa de la naturaleza para no extinguirse".

**Friedrich Nietzsche,
Filósofo alemán**

Causas de estrés sexual

La relación de pareja es una actividad compartida, como tantas cosas que se hacen entre dos se trata de dar y recibir. A veces hay que ceder y a veces nos van a dar el gusto aunque a nuestra pareja no le guste tanto.

No se trata de una transacción comercial, por lo que términos como igualdad o intercambio justo toman otro matiz.

Básicamente porque están compartiendo sus vidas unidos gracias al amor, así es en la vida y así es por supuesto en la actividad sexual. Pero a veces, estos hechos básicos se olvidan y dan paso a lo que llamaremos estrés sexual.

El orgasmo, otra vez
Ya lo definimos en el capítulo anterior como el punto más intenso de la relación sexual, ahora lo vamos a analizar desde el punto de vista de los afectos, las necesidades y los deseos de nuestra pareja y de nosotros mismos.

No es una meta
Desde muy jóvenes cuando iniciamos nuestra vida sexual pensamos en el acto sexual como el proceso mediante el cual llegamos al orgasmo.

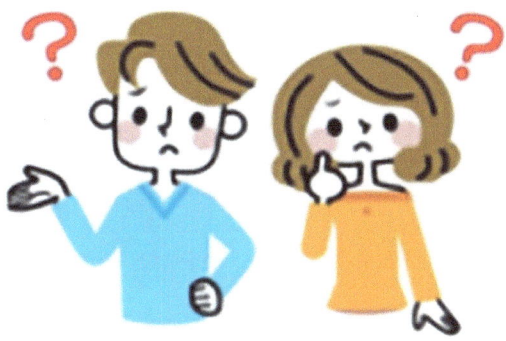

¡Eso es falso!, usted no realiza actividad sexual para llegar al orgasmo, lo hace por muchas razones como ya explicamos y el placer es una muy buena razón, pero alcanzar el orgasmo no es siempre el requisito que deben perseguir.

Existen varios tipos de orgasmos

Y si usted tiene una vida sexualmente activa quizá ya lo ha notado, a veces un orgasmo puede sentirse como tocar el cielo con las manos y a veces es tan placentero como estornudar.

¿De qué depende?, de muchos factores. Quizá usted ha tenido un día difícil, quizá sus niveles de testosterona están un poco bajos, puede que pierda la concentración por cualquier cosa y listo, su orgasmo ese día no será nada memorable.

Incluso puede pasar, que no tenga uno.

No es el fin del mundo

No tener un orgasmo cada vez que realiza el acto sexual no es el fin del mundo, tampoco es que haya algo malo en usted o en su pareja, tampoco significa que se acabó el amor ni nada parecido.

Eventualmente puede pasar, a veces sucede y no significa necesariamente que hay algo malo.

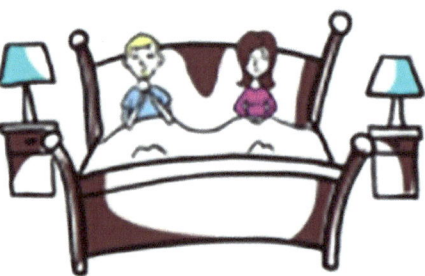

Un aspecto básico que ya mencionamos en un capítulo anterior tiene que ver con lo que en este libro llamamos el arma más eficaz de toda pareja, ¿recuerda cuál es?.

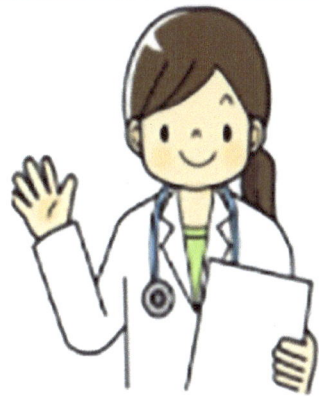

Hable con su pareja si la falta de orgasmo lleva mucho tiempo, sin reproches y de forma clara y honesta. Es posible que ciertos cambios en la rutina sexual hagan maravillas , no descarte una evaluación médica especializada .

Más adelante en libro vamos a tratar las razones que le pueden estar afectando, pero siempre es muy necesario contar con un soporte profesional calificado.

Muchas veces los hombres tienden a pensar que acudir a un terapeuta o doctor para tratar sobre problemas de tipo sexual significa que su masculinidad está siendo cuestionada.

Existen muchas ideas que forman parte de los estereotipos sexuales (de los que ya hablamos) que siguen atormentando a los varones y su rendimiento en la cama.

Si ese es su caso, le invito a seguir el ejemplo de Andrés García, el célebre galán de telenovelas que producto de un cáncer se volvió impotente. Pese a ser una clara muestra de la sociedad machista latinoamericana, el señor García no se quedó callado, buscó ayuda y la encontró porque no se resignaba a una vida sin actividad sexual.

Si el lo hizo, usted también puede.

Cuanto debe durar el coito
Este es otro motivo de estrés en la pareja, a veces pensamos que para estar satisfechos y dar placer a nuestra pareja debemos practicar verdaderas maratones sexuales. Nada más lejos de la realidad, y si bien existen diversos estudios sobre el promedio de duración de un coito, no los mencionaremos porque no son necesarios y también porque no son determinantes.

Es usted y su pareja quienes, con mucha comunicación y práctica van a ir encontrando la duración e intensidad que ambos requieren para estar felices.

Orgasmos Simultáneos

A veces los humanos tratamos de mejorar lo perfecto y terminamos por echar todo a perder y la idea del orgasmo simultáneo es un ejemplo sobre esto.

No importa que tan unidos y compatibles se sientan usted y su pareja, lo cierto es que lograr una sincronicidad a la hora de llegar al orgasmo es bastante improbable.

Puede pasar y eventualmente ocurre, si es así celebre como lo que es: **un hecho aislado y fortuito pero nada más**.

Como ya habrá notado al ver a su pareja sin ropa, hombres y mujeres son distintos en muchos aspectos.

En general la mujer necesita más caricias y mimos para alcanzar la fase de excitación, mientras que el hombre, en general, parece tener un resorte entre las piernas.

Y en la fase de resolución (pág 59) el hombre vuelve a su estado normal, aunque con un enorme cansancio, de forma muy rápida. Pero la mujer necesita más tiempo para retomar sus niveles normales.

Y la forma de alcanzar el orgasmo es también distinta en cada uno de ellos y difiere con cada persona.

Orgasmos Múltiples

Esta es otra causa de estrés sexual. La mujer puede tener varios orgasmos en un solo acto sexual, esto la hace **multiorgásmica**, mientras que el hombre, con la eyaculación alcanza el clima una vez y necesitará de un tiempo de recuperación para empezar otra vez.

Estos son los hechos, pero a veces el hombre piensa que una mujer sexualmente satisfecha es la que obtiene, gracias a él por supuesto, muchos orgasmos en una jornada sexual.

Mucho dependerá de su pareja y por eso es tan vital la comunicación, pero volvemos a lo mismo, el orgasmo no es la meta.

El misterioso punto G

Es como el triángulo de las Bermudas, se dice que existe, algunos aseguran haberlo encontrado pero le tengo información desde la comunidad científica: No existe evidencia que demuestre la existencia del punto G.

Si usted asegura conocer su ubicación felicidades, disfrute con el placer de estimular el punto G con toda libertad.

Si usted ha buscado, explorado, investigado y no ha encontrado. Le tengo grandes noticias: existe un órgano diseñado exclusivamente para el placer sexual de la mujer y es bastante fácil de acceder, se llama:

El Clítoris

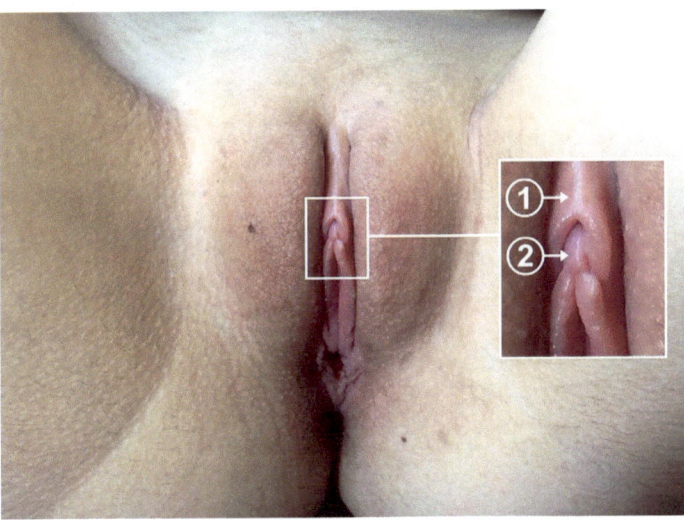

El clítoris es un órgano sexual femenino que se encuentra ramificado en la parte interna de la vagina, tiene una punta en la parte superior de la vulva y su única función conocida es la de dar placer a la mujer.

Usted y su pareja pueden encontrar lo que mejor les funcione en cuanto a estimulación del clítoris, a veces suele funcionar una aproximación más bien discreta y sutil al principio e incrementar el ritmo poco a poco. Como siempre, todo está en saber comunicar lo que le sienta mejor.

Vida sexual durante el embarazo

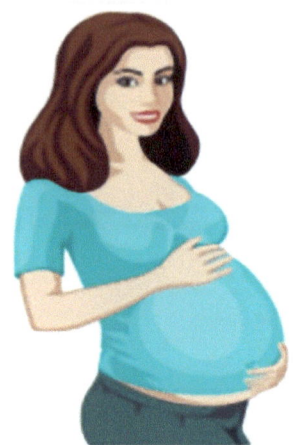

Una consulta frecuente y motivo de preocupación en la pareja tiene que ver con las relaciones sexuales durante el embarazo, algunos hombres temen que al practicar el coito puedan hacer daño al bebé.

También es posible que se presenten ciertas inseguridades en la mujer debido a los cambios corporales que experimenta. Pero no hay razón para avergonzarse por algo que usted y su pareja han hecho juntos, no hay manera de que se afecte el embarazo o al bebé, al contrario, resulta beneficioso.

Vida Sexual después del embarazo

Luego del parto la madre necesita descanso y recuperación, cada situación es particular y su médico será quien tenga la última palabra sobre cuándo puedan renovar el coito.

Todo va a depender del tipo de parto y el tiempo que necesario de recuperación.

Esto no quiere decir que vamos a evitar las caricias y las demostraciones de afecto tan necesarias dentro del juego sexual.

Ejercicios que mejoran su orgasmo

Ya que hablamos de sexualidad durante y después del embarazo, es buen momento para hablar sobre la aportación del Doctor Arnold Kegel quien diseñó unos ejercicios que sirven para controlar el esfínter de las mujeres embarazadas.

Pero también demostraron ser eficientes para mejorar la función sexual de la vagina. Una mujer que pueda fortalecer esa zona no solo va a tener mejor control, también podrá mover sus músculos a voluntad y durante el coito puede ser de gran beneficio para la pareja.

Como se realiza:

Los músculos a entrenar se llaman músculos pubocoxígeos, son los responsables de controlar el flujo de orina, usted puede localizarlos colocando un dedo en su vagina y contraerlos como cuando quiere orinar y detener el paso de orina.

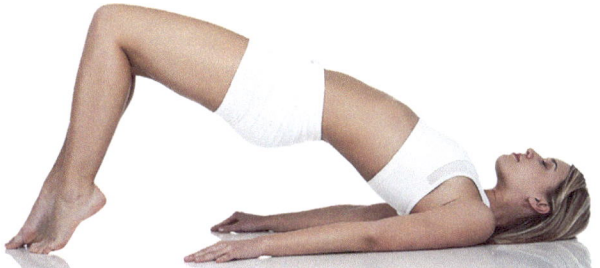

El Dr. Kegel ideó una serie de contracciones del músculo pubocoxígeo para tratar la incontinencia urinaria en mujeres en el postparto. Se descubrió además, que se tonifica gran parte del suelo pélvico y se pueden mejorar una serie de síntomas y problemas de la sexualidad, porque este músculo es necesario para las contracciones que hombres y mujeres tenemos durante el orgasmo.

La masturbación y fantasías sexuales

Cuestionada por mucho tiempo, se le llamaba "autoabuso", la masturbación ha sido una práctica mal entendida incluso en la actualidad.

Lo cierto es que hombres y mujeres recurren a la masturbación como una práctica sexual satisfactoria que no debe ser vista como algo negativo.

No existe un límite sobre la cantidad de veces en que deja de ser sano para una persona el masturbarse, si su vida social, laboral y afectiva no se ven afectadas su práctica masturbatoria no tiene porque ser "mala".

Masturbación y vida de pareja

El masturbarse es una de las actividades sexuales que realiza el ser humano, dentro de las llamadas autoeróticas, que fueron ya definidas.

Al igual que las fantasías sexuales son actividades que no involucran a su pareja y usted tiene pleno derecho y libertad de realizarlas.

Muchas personas casadas, hombres y mujeres se masturban de forma regular, esto no tiene porqué afectar su vida de pareja y no tiene relación con un estado de infidelidad porque se practica en solitario.

Por supuesto, al masturbarse, el hombre y la mujer pueden hacer uso de una serie de imágenes sexuales que no tengan nada que ver con la pareja, son fantasías sexuales y vamos a aprender un poco sobre ellas.

Las fantasías sexuales

Son estímulos que despiertan nuestro deseo sexual, nuestra líbido. Como ya dijimos los estímulos pueden venir desde cualquier punto y se perciben a través de uno o varios de nuestros cinco sentidos.

La mente procesa estos estímulos y los convierte en deseos. Las fantasías sexuales pueden tener que ver con otra persona, quizá algún actor famoso o solo el vecino, también puede que tenga fantasías sexuales que involucran ciertas posturas o algunos juguetes sexuales, tal vez sea una fantasía con hacer el amor en algún lugar en particular.

Las posibilidades son tantas y dependen de cada persona, lo único cierto es que:

TODOS TENEMOS FANTASÍAS SEXUALES

A veces las reprimimos y otras veces no, pero, ¿qué es lo correcto?
Eso va a depender, pero en general lo mejor de una fantasía sexual es la posibilidad de usarla dentro de su mente, como cuando se masturba.
Quizá pueda intentar cumplir alguna con su pareja y está bien si lo intenta, solo no se angustie y disfrute
la experiencia porque la mente es tan
poderosa que la realidad no
puede superar a la ficción.

Terminaremos este apartado con
una pregunta muy común
sobre las fantasías sexuales:

**¿Debo contarle a mi pareja
sobre mis
fantasías sexuales?**

No tiene obligación de hacerlo,
puede contar algunas y
resérvese otras para
que sigan estando en ese lugar
de su mente al que pertenecen
y pueda pensar en ellas
cuando lo requiera.

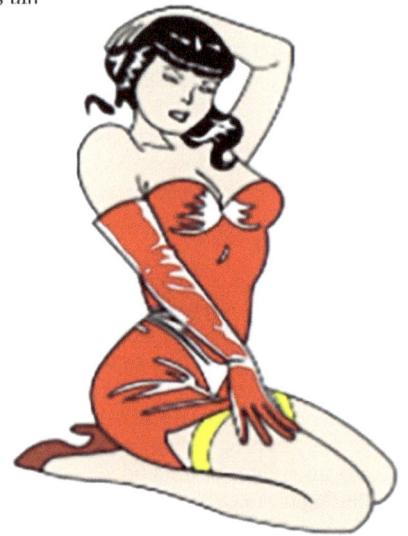

PREGUNTAS FRECUENTES SOBRE ESTE CAPÍTULO

¿Cuál es el órgano sexual más importante?
Quizá se sorprenda, pero es el cerebro, en el hipotálamo se genera todo el impulso sexual necesario para ejercer su sexualidad, es en el cerebro donde se originan las ideas y los pensamientos y los deseos se procesan en el cerebro. También es el encargado de administrar los estímulos que le llegan a través de los cinco sentidos.

¿Qué es La postura del misionero y por qué es tan común?
La clásica postura del misionero donde el hombre se coloca encima de la mujer debe su nombre a las culturas del Pacífico Sur, estos pueblos originarios manifestaban una conducta sexual con todo tipo de variantes en cuanto posiciones sexuales y por eso los misioneros que llegaron a evangelizar a estos pueblos se escandalizaron y trataron de establecer la norma de que la postura de hombre sobre la mujer era la única aceptada por la iglesia.

Al ser considerada una postura "aceptable" es la que se utiliza con mayor frecuencia, pero existen gran cantidad de posiciones sexuales.

¿Es correcto probar nuevas posturas sexuales?
Dentro de lo que marca el consentimiento no hay nada malo o incorrecto en la pareja. Usted y su pareja pueden explorar las muchas posiciones sexuales que existen. Tomen un libro con ilustraciones y diviértanse intentando alguna. Como siempre, la comunicación es lo que va a dictar las normas.

¿Qué peligros tiene el sexo oral?
Ya se ha comentado que donde exista intercambio de fluidos se da el riesgo de una ITS (infección de transmisión sexual), tratamos
el tema en un capítulo completo más adelante, solo diremos que si se realiza con los cuidados adecuados el sexo oral ofrece gran placer a la pareja, sobre todo al receptor del sexo oral.

Un par de términos acerca del sexo oral:
felación: sexo oral que se practica al pene.
cunnilingus: sexo oral que se practica en la vagina

¿La masturbación no es sólo cosa de jovencitos?
No, se da en todas las etapas de la vida y es practicada tanto por hombres como por mujeres de todas las edades y condiciones.

¿Si mi pareja se masturba, quiere decir que está insatisfecha con la relación?

No necesariamente, quizá sólo está practicando su sexualidad sin que eso tenga algo de negativo. Pero si esa práctica es recurrente y afecta su vida sexual es algo que deben hablar y quizá requieran ayuda terapéutica.

¿Existe un número limitado de espermatozoides, se me pueden acabar por masturbarme demasiado?

Esta era una antigua creencia, pero es falsa. El hombre produce espermatozoides durante toda su vida.

BIBLIOGRAFÍA

Para profundizar en el tema:

Sexo Para Dummies®, 3a Edición   2008, Dra.Ruth K. Westheimer
Publicado por Wiley Publishing, Inc.

Municipalidad de Santiago. 100 Preguntas Sobre Sexualidad Adolescente.
Municipalidad de Santiago, Santiago de Chile; 2016

LCDA. ALEXANDRA GUAMUSHIG

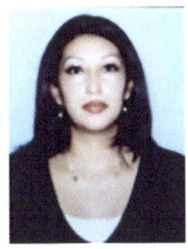 Nació en Quito el 24 de Marzo de 1981. Egresada de la Universidad Central del Ecuador, Facultad de Ciencias Médicas, Escuela Nacional de Enfermería en el año 2005, titulo obtenido Licenciada en Enfermería.

Con gran experiencia en atención de cuidado directo de los pacientes a nivel del sector público y privado. En el año 2007 se desempeñó como Licenciada en Enfermería en el Hospital de Solca Núcleo de Quito.; 2007-2009 En el Hospital General de las FF.AA No. 1. Laboró en los Servicio de Hospitalización y Unidad de Diálisis.; 2008-2010 En la Unidad de Cuidados Intensivos del Hospital de los Valles.; 2009-2011 En la Unidad de Cuidados Intensivos Maternos del Hospital Gineco-Obstétrico Isidro Ayora. En Octubre del 2010 viaja a Cuba a realizar un curso de Entrenamiento en Cuidados Intensivos en el Instituto de Superior de Ciencias Médicas "Dr. Serafín Ruiz de Zarate Ruiz" de Villa Clara, en el 2011 viaja a Lima al XI Congreso Internacional de Medicina Intensiva; 2012-2014 laboró en la Unidad de Diálisis Sermens.

Ganadora del Concurso de Méritos y Oposición en el Hospital San Francisco de Quito IESS en el 2011. Especialista en Enfermería en Medicina Crítica en el 2015. Coordinadora Responsable del Servicio de Medicina Interna 2015-2016. Actualmente continúa ejerciendo su profesión esta noble institución.

DEDICATORIA

A DIOS.....

Ya que gracias a él he logrado concluir y seguir con mi carrera y profesión.

A MIS PADRES.....

Carlos y Luz María, que me han demostrado la importancia de la vida y porque ellos siempre me brindaron su apoyo y sus consejos para hacer de mí una mujer de bien.

A MIS HERMANAS.....

Martha y Silvia, por su compañía, por sus palabras de aliento, que me incentivan para ser perseverante y cumplir con mis ideales.

A MIS SOBRINOS.....

Jonathan, Katherine, Nataly, Sofía, Ariel y Diego, que anhelan alcanzar cada uno de sus sueños que están aflorando en sus corazones, fueron motivos de inspiración para mí.

A TI.....

Por estar presente no solo en esta etapa de mi vida, sino en todo momento, por darme esa motivación de superación cada día, por tus palabras de amor que las llevo grabadas en mi corazón, agradezco tu confianza, tu cariño, tu amor incondicional y sincero.

A mis amigas, compañeros y a todas aquellas personas que de una u otra manera han contribuido para el logro de mis objetivos, con todo mi corazón y afecto se los dedico.

Gracias a todos.

Sexualidad on Line

"En todo encuentro erótico hay un personaje invisible y siempre activo: la imaginación".

**Octavio Paz,
escritor mexicano.**

De lo virtual a lo real

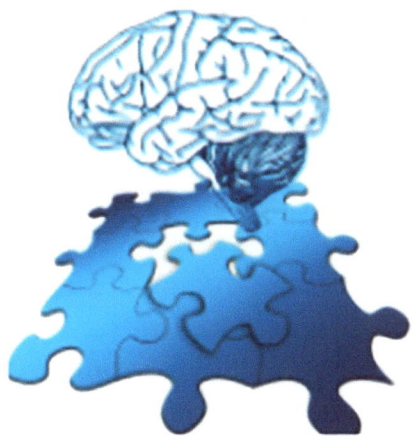

De lo virtual a lo real

El mundo moderno ofrece nuevas formas de interacción social y de maneras de experimentar la sexualidad. En este capítulo vamos a descubrir cómo la tecnología ofrece beneficios pero también peligros.

Aprenderemos cómo funcionan los impulsos virtuales.

Responderemos preguntas frecuentes acerca de cómo entender la infidelidad a través de Internet, de los riesgos de compartir informa personal con desconocidos y cómo protegernos.

Cómo nos afecta el mundo virtual

Hasta ahora en el libro hemos estudiado los aspectos que forman el acto sexual. Como ya vimos todo empieza con un estímulo sensorial interno o externo.

Si pensamos en nuestro ser amado de una forma erótica, el cerebro empieza a trabajar para ponernos en sintonía y prepararnos para el acto sexual.

Y si el estímulo sensorial es externo puede venir de cualquier fuente, por ejemplo si usted lee una novela romántica puede empezar a sentir que el deseo empieza a surgir, lo mismo ocurre al ver una película o incluso al oler un aroma en particular.

La tecnología de internet y los dispositivos que se conectan a la red permiten una comunicación mucho más fluida y por supuesto los estímulos sensoriales van a actuar sobre su cerebro igual que si usted estuviera viviendo el episodio romántico.

Para su cerebro no hay diferencia entre ver una flor en una fotografía y ver una flor de verdad. Estudios han demostrado que las interacciones cerebrales en ambos casos es el mismo*.

¿Cómo se aplica todo esto a la sexualidad?
Es muy simple, para su cerebro, definido ya como el órgano sexual más importante, no hay diferencia entre tener coito con una persona o imaginarse a esa persona en una fantasía, por ejemplo: en un sueño húmedo o mediante masturbación.

Esto puede ser muy revelador y quizá le inquiete un poco pero es así.

A nivel de ondas cerebrales no hay diferencia entre imaginar y vivir una experiencia de cualquier tipo.

Por eso una persona se asusta al ver una película de terror o se excita al ver una película erótica.
Con esto en mente ya es más fácil entender lo que pasa cuando usted o su pareja tiene un chat de tipo sexual con alguien.

Como es en lo real debe ser en lo virtual
La posibilidad de decir ciertas cosas desde una distancia segura,

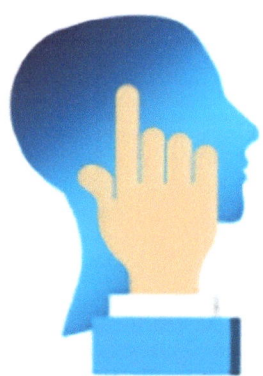

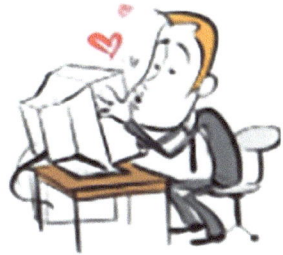 por ejemplo desde un celular, hace que los individuos digan cosas que normalmente no dirían en persona.

Y no digamos ya en una situación de enviar mensajes de forma anónima a alguien que nunca hemos visto en persona y que por la lejanía es probable que jamás veremos en persona.

Tiene que ver con el hecho de que estamos usando tecnología nueva, que como sociedad no estamos habituados a estos códigos de conducta y puede que sea parte de la curiosidad innata de los seres humanos que siempre nos preguntamos, ¿y qué pasaría si voy un poco más allá?.

Lo cierto es que debemos regular nuestra conducta a la hora de expresarnos mediante mensajes de texto, voz o vídeo.

La regla aquí es no hacer cosas en el mundo virtual que no haría en una situación real.

Porque de hecho:

El mundo virtual es igual de real que la realidad

Es posible que para una persona el intercambio de algunas frases subidas de tono entre compañeros de trabajo esté bien y sea parte de la dinámica de esas personas.

Pueden hablar cosas sexuales pero no hay un interés romántico ni erótico, pues bien, eso es algo que deciden ustedes en su dinámica.

Si hay respeto y consentimiento todo se vale.

Pero si usted es de las personas que no tolera bien los chistes de doble sentido o que no hace comentarios subidos de tono aunque esté entre sus pares, pues tampoco debe hacerlo en la supuesta seguridad que ofrece el Internet.

¿Si mi pareja hace amigos en línea y coquetea con ellos, me está siendo infiel?

Es una respuesta compleja, todo depende de la comunicación y los acuerdos que usted y su pareja mantengan en ese sentido.

Existen parejas que no le ven nada de malo al intercambio de algunos mensajes sexuales con desconocidos de forma anónima, incluso esto puede ayudar a ciertas parejas a estimular su vida sexual.

Pero también hay parejas que no van a tolerar ese tipo de comportamiento en línea, mucho menos en persona

Por eso es muy importante hablar de forma honesta y sincera sobre gustos y necesidades. Sin reproches ni juzgamiento.

No somos tan anónimos

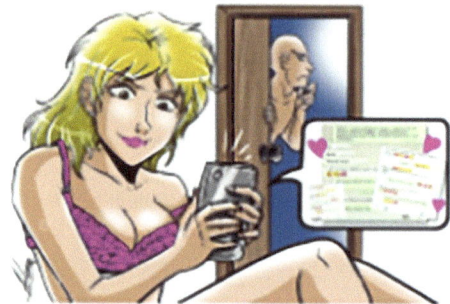

Hoy en día en muy fácil tomarse una fotografía sin ropa y/o en actitud sexual explícita. Basta con usar el teléfono celular y disparar.

Y es igual de fácil que esa información sea publicada en internet y se quede allí para siempre. Provocando enorme sufrimiento a usted y sus seres queridos.

Cuando decimos que dentro del respeto y el consentimiento no hay límites en lo que una pareja pueda hacer para disfrutar del placer sexual está implícito que esto queda dentro de la intimidad de la pareja El problema con internet es que esa intimidad se vulnera. No es tan difícil acceder a sus fotos si las mantiene en su celular.

No es tan descabellado pensar que su actual pareja con quien ha grabado videos sexuales no vaya mañana a terminar la relación y exponer esos vídeos o simplemente dejar de ser tan precavido y que alguien acceda a esa información.

Puede pasar, ha pasado y seguirá pasando .

¿Cómo proteger nuestra intimidad?

Ya existen leyes sobre acoso y robo de información personal. Pero cuando se llega a la instancia legal el daño ya es irreparable.

Podemos decir que si desea cuidar su intimidad, entonces no se grabe ni se tome fotos cuando está en la intimidad.

Pero sería casi tanto como hablar de celibato para evitar el contagio de ITS (Infecciones de Transmisión Sexual) y ese consejo en un libro como este es cuando menos, insuficiente.

¿Entonces qué podemos hacer?

Los consejos inician casi igual que para las ITS, primero conozca a su pareja sexual.

Mantenga un registro de vídeos y fotos en su celular y no los envíe. Usted y su pareja pueden jugar un rato a tomarse fotos y después borrar esos archivos.

Consejo Tecnológico:

No es mala idea desconectar su celular de la red antes de empezar con la sesión de fotos. Existen programas espías que pueden ser usados sin que usted lo note y que envían de forma automática cada foto, mensaje o vídeo que usted hace.

Si de todas formas debe enviar la información

A veces las parejas deben estar largo tiempo ausentes y una buena forma de seguir unidos es compartir fotos y vídeos.

Sigue siendo mala idea, sobre todo si uno de ustedes accede desde una red pública, por ejemplo desde el internet de un hotel.

Puede pasar que sus archivos estén siendo monitoreados si se envían desde una red pública, usted nunca sabrá quién ni cómo, pero sus fotos íntimas ya pueden estar filtradas.

Utilicen otras opciones

Puede hacer llamadas e incluso videoconferencias, sistemas como Skype suelen encriptar los archivos que se envían pero además, usted tiene la ventaja de estar enviando información en tiempo real.

Esto significa que los archivos se envían del emisor al receptor y luego desaparecen.

Es como hablar por teléfono.

Pero claro, siempre queda la duda de si alguien estará grabando la conversación.

El empate técnico

Muchos jovencitos suelen usar la estrategia del empate técnico, ¿en qué consiste?, pues en el envío de mensajes desde ambos lados.

Es decir, yo te envío una foto mía sin ropa pero tú también, el empate técnico parece buena idea.

Se basa en la idea de que si tú publicas mi foto, yo publico la tuya.

El problema es que internet es tan amplio que su foto puede ser publicada en páginas que usted no conoce y pueden pasar años para que las descubra.

Y una vez más, el daño ya está hecho.

Protección de la intimidad

El problema con los archivos es que se pueden copiar y pegar infinitas veces. Un archivo no es algo físico.

Una forma segura de proteger su información es, aunque suene irónico la misma internet.

Existen servicios de respaldo de información que son seguros y están protegidos con claves.

Por supuesto, usted debe tener mucho cuidado con la clave y debe acceder a esa información desde una red segura y libre de virus.

Infórmese sobre cómo proteger sus archivos con información
confidencial con varios técnicos y no confíe en ninguno.

Una vez que escoja algún servicio hágalo sin ayuda, no es tan difícil y es la única manera de estar seguros de que nadie más ha visto su material.

Estas son las normas de seguridad informática que la Policía Nacional del Ecuador recomienda en su sitio web:

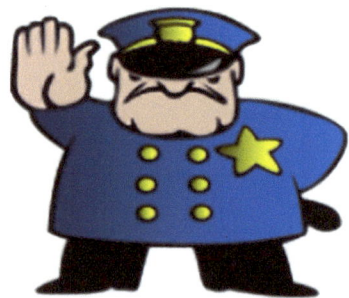

Recomendaciones para no ser víctimas de un delito informático[1].

1. No introducir datos como claves y número de tarjetas desde una red pública (cibercafé, centros comerciales, etc.).
2. Actualizar el sistema operativo para no tener vulnerabilidades de seguridad.
3. Contar con una contraseña diferente para cada sitio (correo, cuentas bancarias, etc.).
4. Disponer de un software antivirus actualizado que tenga control de navegación en internet.
5. Cambiar de contraseñas cada cierto tiempo.
6. Comprobar que es una página segura (https).
7. No hacer clic en enlaces sospechosos o que se reciban por e-mail de fuentes que no sean de confianza.

BIBLIOFRAFÍA

Referencias

1 Sitio web de la Policía Nacional del Ecuador, artículo: "Delitos Informáticos o ciberdelitos", http://www.policiaecuador.gob.ec/

Para profundizar en el tema:

Delitos Informáticos: Generalidades DR. SANTIAGO ACURIO DEL PINO Profesor de Derecho Informático de la PUCE

ROCÍO PERALTA

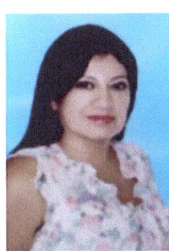

Egresada en la Facultad de Ciencias Médicas de la Universidad Central del Ecuador Quito. Título obtenido Licenciada en Enfermería.

Especialista en Administración y Organización de Hospitales y Magíster en Gestión de los Servicios Hospitalarios.

Ganadora de Concurso de Merecimientos y Oposición en el Hospital San Francisco de Quito (IESS).
Actualmente ejerce sus funciones en el departamento de Auditoría de Facturación

DEDICATORIA

Dedico a mis príncipes KEVIN ISAAC Y ERICK ANDRÉS quienes con su apoyo me han motivado a superarme.

La edad dorada y casos especiales

"El joven conoce las reglas, pero el viejo las excepciones".

Oliver Wendell Holmes
Poeta

La Sexualidad del Adulto Mayor

Con la edad la respuesta sexual puede verse afectada, cambios en el organismo producto de la **menopausia**, **andropausia** y ciertas enfermedades van afectar tanto su líbido como su desempeño sexual en cuanto a coito se refiere.

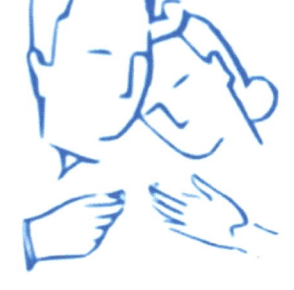

Una dieta sana, hacer ejercicio regular, buenos genes y tener hábitos saludables ayudan notablemente a la calidad de vida del adulto mayor en todos los aspectos incluida su sexualidad.

Aun así, hay cambios que se van a producir entre los 40 o los 50, dependiendo de la persona:

Cambios en la mujer
Con la menopausia termina el ciclo menstrual y entra en otra etapa, ya no podrá quedar embarazada. Los niveles de hormonas sexuales bajan considerablemente y va a experimentar de cierta resequedad vaginal.
Esto no significa que no pueda seguir teniendo una vida sexual plena y feliz, solo deberá hacer ciertos cambios.

El uso de lubricantes
Con la resequedad vaginal el coito puede ser doloroso, es posible que necesite mayor estimulación en la fase previa al acto sexual y puede empezar a usar algún lubricante vaginal.
En el mercado se ofrecen todo tipo de productos por lo que es mejor pedir a su médico que le recomiende el más adecuado para usted.

Los lubricantes femeninos no solo son para usarlos en la edad adulta, las mujeres jóvenes pueden beneficiarse de su uso y además el aplicar un lubricante durante el juego previo puede resultar en una experiencia muy placentera para la pareja.

Lo bueno de la menopausia

Existen cosas muy buenas en cuanto a su vida sexual después de los 40 o con la llegada de la menopausia. Por ejemplo, ya no podrá quedar embarazada, si ya no desea tener más hijos son buenas noticias porque el control natal será cosa del pasado. usted y su pareja podrán disfrutar del coito sin esa preocupación.

Pero atención:

Usted tendrá que esperar todo un año sin menstruación para saber a ciencia cierta que es menopáusica.

Cambios en el hombre

Con la llegada de la andropausia el hombre también experimenta cambios, su líbido baja y la respuesta sexual a los estímulos también baja, con el paso de los años las erecciones se ponen cada vez más blandas y es posible que se vuelva impotente.

Suena terrible pero no lo es.

Los jóvenes suelen tener lo que se conoce como **erecciones psicógenas**, es decir, basta que piensen en algo sexualmente estimulante para tener una erección. Esa capacidad va decayendo con los años. Cada vez va a necesitar de mayor estimulación para lograr la erección, este cambio se va produciendo poco a poco.

No es el fin

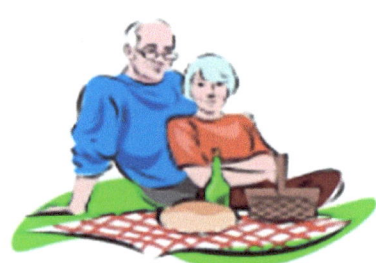

La buena noticia es que un hombre saludable puede tener relaciones totalmente satisfactorias incluso después de los 90 años, el hecho de que las erecciones psicogénicas sean cosa del pasado no significa que se acabó la vida sexual para usted.

Muchos hombres logran buenas erecciones con la masturbación y su pareja puede ayudarle con eso, también puede probar otras técnicas de estimulación como el sexo oral.

Si usted sufre de impotencia total puede consultar a su médico, existen varias alternativas que le pueden beneficiar y devolverle el vigor de sus años juveniles. Y si, el viagra es una de ellas, pero debe ser bajo supervisión médica y la buena noticia es que existen varias otras soluciones al problema de la impotencia.

Lo importante es que usted y su pareja se puedan comunicar de forma sincera y expresar los cambios que están ocurriendo.

Más allá de la erección

También es importante volver a insistir en el hecho que la sexualidad es mucho más que sexo y que el sexo es mucho más que sólo coito.

Usted y su pareja pueden experimentar otras formas del acto sexual tales como el sexo oral, el uso de juguetes sexuales, etc.

Hay muchas cosas que un hombre sin erección puede hacer para satisfacer a su pareja y lograr que ella alcance el climax.

Las ventajas de la edad madura

No todo es tan terrible para el hombre adulto mayor como la posibilidad cierta de la impotencia. Hay muchas ventajas en esa etapa de la vida que usted podrá disfrutar, una de ellas es que ya no existe eyaculación precoz.

La eyaculación precoz es un problema mucho más serio que la   que la misma impotencia, requiere tratamiento y algunos hombres la sufren en algún momento de su vida. Pero el adulto mayor no sufre de eso.

Y la gran ventaja de la sexualidad en el adulto mayor

La llaman la edad dorada y quizá sea por esto: con los años los hijos crecen y se van, llega la jubilación y con ello, la necesidad de levantarse temprano para llevar a los hijos a la escuela y salira trabajar desaparece. Además, la pareja tiene más tiempo para estar junta.

Esto ofrece grandes oportunidades para experimentar la sexualidad sin problemas de horarios.

Una gran recomendación es que en las primeras horas de la mañana la testosterona tiene sus niveles más altos, esto hace del sexo mañanero una verdadera bendición.

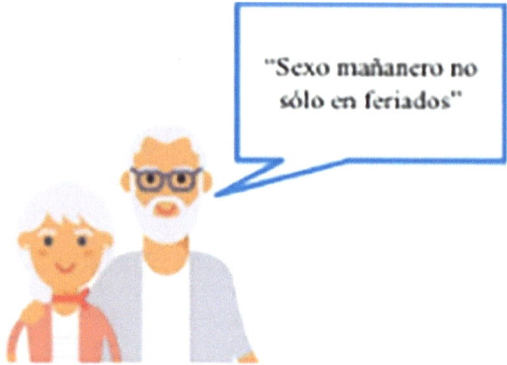

"Sexo mañanero no sólo en feriados"

ENFERMEDADES Y CAPACIDADES ESPECIALES

Las personas con capacidades especiales pueden y tienen derecho a disfrutar de su sexualidad, el tener alguna capacidad especial no impide hacerlo.

Quizá el problema sea la sociedad que no siempre ofrece los mejores espacios y facilidades pero se puede.

Sexualidad después de un infarto

Las personas con problemas del corazón y que sufren de un infarto suelen pasar por un periodo de gran preocupación en cuanto a si pueden realizar el acto sexual. Muchos deciden no arriesgarse y tampoco lo comentan con su pareja. Lo mejor que puede hacer expresar sus temores a su pareja y juntos acudir a un cardiólogo que va a evaluar su condición y le dará las mejores recomendaciones.

Si usted tuvo una cirugía a corazón abierto, usa marcapasos o tiene cualquier condición médica que comprometa a su corazón siempre debe consultar con su médico y exponerle sus preocupaciones sobre el tema. Lo cierto es que el riesgo es mínimo.

En el caso de las personas saludables, el riesgo de sufrir un infarto cardiaco después del coito es aproximadamente de dos en un millón. En los individuos que padecen del corazón, esa cifra asciende a 20 en un millón[1]

Diabetes

Uno de los efectos secundarios de la diabetes es la impotencia en el hombre, el simple hecho de saber esto provoca que muchos diabéticos sufran de ansiedad y efectivamente se vuelvan impotentes debido a la preocupación.

Pero existen diversos tratamientos y es posible que un terapeuta sexual le ayude a resolver el problema si este es debido a la ansiedad.

Un consejo final cuando se trata de consultas impotencia sexual:

Acuda siempre al médico acompañado de su pareja, a veces, que el hombre sufra de impotencia hace que la esposa imagine que se acabó el interés en ella o que usted tiene una amante.

Medicamentos y desempeño sexual

Algunos medicamentos puede provocar cambios en su desempeño sexual, tanto el hombre como la mujer puede sufrir de alteraciones en su funcionamiento sexual como efectos secundarios. La recomendación de todo facultativo siempre es la misma:

No se automedique e informe siempre a su doctor si está experimentando algunos efectos secundarios con el uso de sus medicamentos.

La clave para una vida sexual plena después de los 40 y estar libre de enfermedades

Casi podemos decir que todo lo escrito en este capítulo sería innecesario si usted sigue los siguientes puntos que ahora le voy a detallar.

Unos buenos hábitos le van a permitir llegar a la vejez en óptimas condiciones, no sufrir de problemas cardíacos o de presión alta ni diabetes, además de muchas enfermedades que usted puede evitar si hace lo siguiente desde muy joven:

1. PRACTIQUE ALGÚN DEPORTE

"La vida moderna es terrible porque no deja tiempo", "el lunes empiezo", "será mi propósito de año nuevo", etc. Son miles las excusas pero si usted se decide puede cambiar su vida.

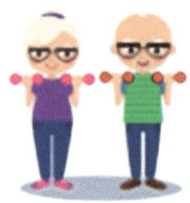 No necesita inscribirse a un gimnasio, ni gastar mucho dinero. Basta con unas zapatillas y seguir un video de ejercicios en casa, o salga al parque y empiece caminando. Con 20 minutos diarios tres veces por semana para empezar está perfecto. Luego puede ir subiendo la intensidad o el tiempo.

2. BEBA AGUA AUNQUE NO TENGA SED

Una correcta hidratación tiene enormes beneficios y con los años la capacidad del cerebro para avisarnos sobre una posible deshidratación sufre retrasos.

3. CONSUMA MÁS FIBRA

No solo ayuda con el tránsito lento, evita muchas complicaciones en el futuro.

3. REDUZCA SU CONSUMO DE SAL Y AZÚCAR

Hágalo ahora poco a poco y ni siquiera lo notará, mire bien el azúcar y la sal escondidos en alimentos que no parecen salados o dulces como por ejemplo: la salsa de tomate.

4. TOME CALCIO A DIARIO

Una alimentación equilibrada debe incluir alimentos con calcio, un gran consejo para mujeres y también para hombres.

5. SONRÍA MÁS, MUCHO MÁS

¿Recuerda la frase?: "No hay nadie tan pobre que no pueda darla ni nadie tan rico que no necesite una". La risa ha demostrado incluso beneficios terapéuticos en pacientes graves, es la base de una vida larga y saludable.

6. HAGA EJERCICIOS DE RESPIRACIÓN

Tome dos minutos al día para relajarse y haga ejercicios de respiración. Puede ser tan simple como inspirar profundamente, retener unos segundos y luego expulsar el aire despacio.

7. DUERMA LO NECESARIO

Alrededor de ocho horas, puede ser un poco más o un poco menos, un consejo que el personal médico no suele seguir pero que resulta tan importante.

Con estas 7 claves para una vida sana y por supuesto evitando el cigarrillo y el exceso de alcohol usted tiene casi asegurada una vida sexual libre de complicaciones y por supuesto otros beneficios en su salud.

Referencias

1 Sexo Para Dummies®, 3a Edición   2008,
Dra.Ruth K. Westheimer Publicado por Wiley Publishing, Inc. Pág. 284

Para conocer más

Sexualidad y Afectos en la vejez
FELIX LOPEZ SANCHEZ , PIRAMIDE, 2012

MARTHA SUSANA ZURITA VALENCIA

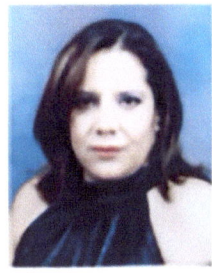

Licenciada en Enfermería de la Universidad Central de Ecuador. Facultad de Ciencias de Médicas, Escuela Nacional de Enfermería.

Coordinadora Científica Asociación Nacional de Enfermeras Rurales del Ecuador, año 2000 filial Quito. Participa en el programa de certificación para Enfermeras otorgado por la Universidad San Francisco de Quito en el año del 2015.

Participa junto con el equipo multidisciplinario del Hospital de los Valles, en el estudio para el Ministerio de Salud Pública del Ecuador de la guía de atención del paciente con hemorragia subaracnoidea.

Ganadora del concurso de Merecimiento y Oposición en el Hospital San Francisco de Quito (IESS). Actualmente se desempeña como Enfermera Operativa en el área de Neonatología.

DEDICATORIA

Dedicado a mis hijas que son el tesoro más grande de mi vida

Sexualidad y Salud

"La primera riqueza es la salud".

Emerson
Filósofo

Las ETS (Enfermedades de transmisión sexual)

En este capítulo vamos a tratar sobre las enfermedades que puede adquirir a través de un contacto sexual.
Como ya se ha explicado antes:

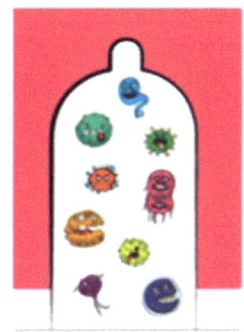

"Si hay intercambio de fluidos, puede haber contagio"

Existen más de 30 ITS y si usted tiene actividad riesgosa puede adquirir más de una.

Vamos a revisar las más comunes pero más que conocer sobre las ETS la idea es que usted adquiera ***prácticas sexuales más seguras*** mediante una serie de cuidados y consejos de prevención.

El primer consejo de salud sexual
Si usted sospecha que puede tener una ITS consulte a su médico de manera inmediata. Muchas veces no lo hacen y dejar pasar el tiempo por timidez o vergüenza, no se preocupe, por desgracia atender pacientes con iTS es casi rutinario y su caso no será motivo de escándalo para nadie.
Además, no piense que el problema se va a revertir solo, lo único que hace si no se trata a tiempo será empeorar a veces con consecuencias nefastas.

No se automedique
Este es el segundo gran consejo que por desgracia se toma con muy poca seriedad, no se automedique, los síntomas pueden ser parecidos en muchas enfermedades por eso para poder diagnosticar se realizan varios exámenes, para no hablar de las   distintas reacciones de un mismo medicamento en distintas personas.

Algunas ETS más comunes:

VIH/SIDA
El virus de inmunodeficiencia humana (VIH) es el virus que causa el síndrome de inmunodeficiencia adquirida (SIDA).

Hepatitis

Hay varios tipos de hepatitis, pero la hepatitis B es la más probable de ser transmitida sexualmente.

Chancroide

El chancroide es una ETS bacteriana que causa úlceras o llagas dolorosas en la región genital.

Tricomoniasis

La tricomoniasis es la ETS más común y es 100% curable.

Virus del papiloma humano (VPH) y las verrugas genitales

Se estima que por lo menos 50% de las personas sexualmente activas la tendrán en algún momento de sus vidas contacto con alguno de los subtipos de este virus

Herpes

No hay cura para el herpes, pero algunos medicamentos pueden acortar y prevenir los brotes cuando se toman regularmente.

Gonorrea

La tasa de personas entre 15 y 29 años de edad con gonorrea es el doble de la tasa nacional en general, lo que está directamente en relación a conductas sexuales de riesgo

Clamidia

La clamidia es la causa número uno de la infertilidad evitable en los Estados Unidos.

Vaginosis Bacteriana (VB)

La VB es una infección vaginal causada por un desequilibrio de bacterias.Se puede propagar por medio del contacto sexual como no sexual.

Sífilis

Si se la detecta a tiempo, la sífilis puede ser tratada y curada fácilmente con una ronda de antibióticos.

Sarna

La sarna son parásitos que infectan la piel. Se puede transmitir a través del contacto piel con piel, o de cualquier tipo, sexual o no.

Piojos "ladillas" públicos

Los piojos púbicos pueden causar comezón, puntos azules y llagas en el área afectada.

Enfermedad inflamatoria pélvica (EIP)

La EIP es causada por bacterias, que generalmente provienen de otra ETS, como ser clamidia o gonorrea.

Cervicitis mucopurulenta (MPC, por sus siglas en inglés)

La MPC es causada por otras ETS, tales como la clamidia o gonorrea, y puede ser tratada con antibióticos.

Molusco contagioso

El molusco contagioso es causado por un virus y por lo general desaparece por sí mismo dentro de un año, incluso sin tratamiento.

Algunas cifras y estadísticas[1]

La Organización Mundial de la Salud en su Nota descriptiva N°110 de Agosto de 2016 ofrece las siguientes estadísticas:

- Cada día, más de 1 millón de personas contraen una infección de transmisión sexual (ITS).
- Se estima que, anualmente, unos 357 millones de personas contraen alguna de las cuatro infecciones de transmisión sexual (ITS) siguientes: clamidiasis, gonorrea, sífilis o tricomoniasis.
- Más de 500 millones de personas son portadoras del virus que provoca el herpes genital tipo 2 (HSV2).
- Más de 290 millones de mujeres están infectadas con el virus del papiloma humano (VPH).1
- En la mayoría de los casos, las ITS son asintomáticas o solo van acompañadas de síntomas leves que no necesariamente permiten un diagnostico certero.
- Algunas ITS, como el herpes genital (HSV de tipo 2) y la sífilis, pueden incrementar el riesgo de contraer el VIH.
- Más de 900 000 mujeres embarazadas contrajeron sífilis en 2012, lo que causó complicaciones en alrededor de 350 000 casos, incluidos casos de muerte prenatal.
- Más allá del efecto inmediato de la infección en sí misma, las ETS pueden tener consecuencias graves, entre ellas la esterilidad o la transmisión de infecciones de la madre al niño.
- La farmacorresistencia, especialmente en relación con la gonorrea, es un obstáculo importante que dificulta la reducción de las ITS en todo el mundo.

Recuerde: Si ya ha sido diagnosticado por una ETS **debe informar** a todas las personas con las que ha mantenido relaciones sexuales en los últimos 60 dias.

Sea responsable, es parte de una vida sexual plena.

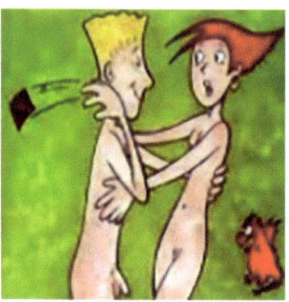

Usted puede prevenir
Hay varias cosas que usted puede hacer para evitar el contagio y la propagación de las ITS.

1. Limite la cantidad de sus parejas sexuales.
2. Utilice siempre preservativo en las relaciones sexuales vaginales, anales u orales.

Tanto usted como su pareja deberían realizarse pruebas de detección de ETS antes de tener relaciones sexuales sin preservativo.

La única forma segura de protegerse de las ETS es no tener relaciones sexuales. Pero si elige mantener relaciones, siga estos consejos para reducir su riesgo y el riesgo de su pareja de contraer ETS:

PREGUNTAS FRECUENTES SOBRE LAS ITS
¿Cómo puedo saber si una persona tiene una ITS?
Lastimosamente muchos de los síntomas no son visibles y lo peor de todo: muchas personas no presentan síntomas. Por eso es tan importante tomar precauciones.
¿Las ETS pueden transmitirse a un bebé?
Algunas ETS pueden transmitirse al feto durante el embarazo y por eso se hacen exámenes para detectarlos.
¿Puedo quedar embarazada en el futuro si he tenido una ETS?
Si tiene Clamidia y no la trata a tiempo, usted puede sufrir de infertilidad. Las posibilidades de infertilidad aumentan si la mujer ha estado infectada por largo tiempo o varias veces o si sus órganos reproductores están dañados.
¿Las ETS pueden ser transmitidas por medio del sexo oral?
Por supuesto que sí.
Usted y su pareja pueden protegerse usando un condón o una barrera dental, que es un rectángulo de látex que se coloca entre tu boca y la vagina, vulva o ano.

¿Puedo contraer una ETS de un asiento de inodoro?
No.
Las ITS se transmiten de una persona infectada a otra durante el sexo vaginal, anal u oral o a través de contacto íntimo sexual (ej.: masturbación, contacto genital con genital sin penetración, etc.)

¿Cuánto debo esperar para saber si fui contagiado después de tener relaciones sexuales sin protección?
Algunos síntomas pueden aparecer a los dos días y otros pueden no presentar síntomas o tardar meses en presentarse. Protéjase siempre y ante la menor sospecha acuda a un médico para que le realice las pruebas del caso.

¿Es más seguro si uso dos condones?
En realidad no, El uso de dos preservativos juntos produce un roce entre la superficie de ambos que debilita las paredes de ambos haciendo posible el paso de espermatozoides e infecciones.

¿Se pierde placer al usar preservativos?
No hay diferencia en cuanto a sensación o placer, aunque algunos hombres digan que "no se siente bien usarlo", esto tiene que ver más con una predisposición psicológica que con la inhibición del placer.

Referencias
1 Organización Mundial de la Salud Infecciones de transmisión sexual Nota descriptiva N°110 Agosto de 2016

Para profundizar en el tema:
Sitio web de la Organización Mundial de la Salud http://www.who.int/es/

LIC. ESP. AIDÉ DÁVILA

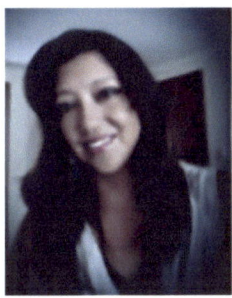

Licenciada en Enfermería egresada en 1994 de la Universidad Central del Ecuador, Facultad de Ciencias Médicas, Escuela Nacional de Enfermería. Con amplia experiencia en varias unidades de salud, Emergencia, Neonatología, Hemodiálisis y Medicina Interna. 2010

Ganadora de Concurso del Hospital San Francisco de Quito. 2011
Coordinadora de Docencia de Enfermería del Hospital San Francisco de Quito. Miembro del Comité de Bioética en Investigación, Auditoría e Historias Clínicas, Investigación y Docencia 2014.

Especialista de Enfermería en Medicina Crítica 2015. Organizadora del Primer Congreso Internacional de Procesos de Atención de Enfermería Basados en Taxonomías NANDA. Docente de Prácticas en la UCE (Universidad Central del Ecuador) y en la UDLA (Universidad de las Américas). Autora de Libros "Primeros Auxilios Psicológicos Una Visión de Enfermería" 2016. Actualmente se desempeña como enfermera operativa en el servicio de Emergencia.

DEDICATORIA

DEDICADO A MIS PADRES QUE SIEMPRE
HAN SIDO MIS GUÍAS ESPIRITUALES DURANTE
TODA MI VIDA

Salud sexual en mujeres y niños

"Haz de tu cuerpo un aliado, nunca un enemigo.".

Irene Bedmar
Educado Sexual

Problemas Sexuales de la Mujer

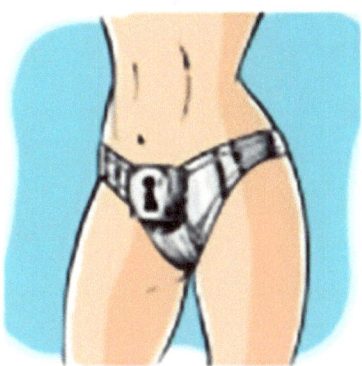

Fingir, quizá una de las cosas más penosas que ocurren en la alcoba. Muchas mujeres lo hacen para evitar lastimar a su pareja. Cuando una mujer no logra llegar al orgasmo se conoce como anorgasmia femenina.

La anorgasmia femenina
Al igual que con la eyaculación precoz o la imposibilidad de tener una erección en el hombre, la anorgasmia femenina puede ser una situación eventual, motivada por el estrés o el cansancio, en ocasiones la mujer acepta participar del acto sexual para agradar
a su pareja aunque no tenga un interés en ese momento y si la líbido es baja el orgasmo es improbable.
La anorgasmia femenina afecta a un 11% de las mujeres casadas[1]. Pese a que no existen tratamientos por fármacos[2], la anorgasmia puede superarse. Hay varias cosas que usted puede hacer para tener orgasmos satisfactorios, en la página 80 hablamos de los ejercicios Kegel que son de probada efectividad. Pero también puede practicar el...

Autoerotismo
La masturbación, el uso de juguetes sexuales, practicar con el chorro de agua, son formas de autoerotismo que no solo brindan placer, también son una excelente herramienta para el autoconocimiento.

El autoerotismo en la mujer no es una práctica común debido a ciertos tabús sobre la sexualidad pero no tienen nada de malo y pueden ayudar a que usted descubra que tipo de estímulos son más adecuados para usted y poder expresar a su pareja como le gusta.

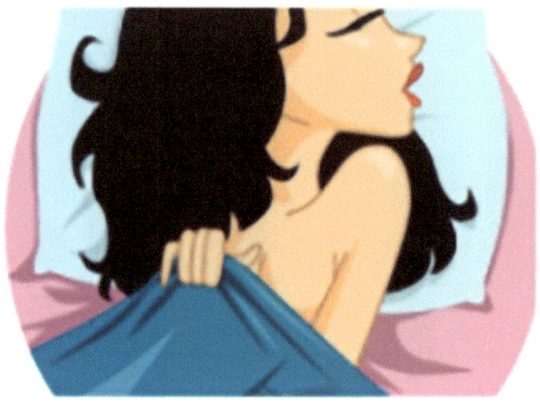

El orgasmo perdido

A veces una mujer no puede estar segura de si tuvo un orgasmo ya que como ya se explicó antes en el libro existen todo tipo de orgasmos, los hay muy intensos y otros no tanto. Para el hombre es más fácil de identificar el propio orgasmo porque está muy relacionado con la eyaculación pero en la mujer puede pasar que no exista mucha certeza de si se tuvo o no un orgasmo.

Si usted sufre de este tipo de episodios lo mejor será consultar con un terapeuta sexual que le ayude a descubrir como llegar al orgasmo.

Existe otra condición que impide el coito y se conoce como vaginismo, es cuando los músculos de la vagina se contraen de tal forma que impiden el acceso del pene en la vagina. Es un problema que debe ser tratado por un médico, puede deberse a tensión o nervios pero lo mejor es tener la evaluación de un médico para conocer la verdadera dimensión del problema.

Cuando la líbido baja

Es posible que con la menopausia se produzca una baja del deseo sexual, también puede deberse al estrés y las preocupaciones. Es posible que las mujeres que dieron a luz recientemente experimenten falta de deseo sexual o después de alguna cirugía que compromete sus funciones reproductivas.

Es importante hacer uso de la comunicación con la pareja, encontrar el motivo para esta baja del deseo sexual en la mujer y entender que su

pareja puede sentirse frustrada. Acudan al médico para que les ayude a resolver las causas para esta baja del deseo sexual.
Recuerde que la base es la comunicación.

Cómo hablarle a los niños sobre sexualidad

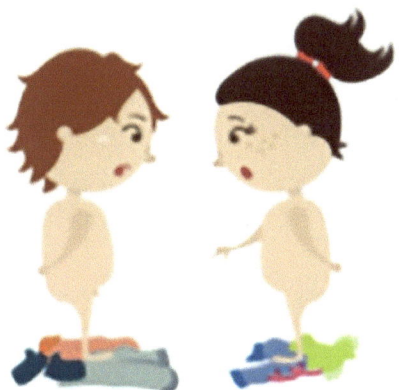

Con los niños pasa que tienen el equipamiento pero no la madurez para hacer frente al aspecto emocional. Están en una búsqueda por explorar sus cuerpos y necesitan información.

El problema es que no siempre tienen la confianza para hablar con sus padres sobre sexo. Hay sentimientos de vergüenza en ambos casos y los niños prefieren el anonimato del Internet o la confianza de otros niños para hablar del tema

Normas de cuidado
Los niños desde pequeño deben observar ciertas normas de cuidado sobre su cuerpo, es importante entender que los niños se tocan sus partes porque les dan placer, no podemos negarles ese tipo de caricias y mucho menos prohibirlas. Pero si las podemos reconducir.
Desde pequeños hay que explicarles a los niños que existen dos espacios de comportamiento: lo público y lo privado.

De una manera muy simple se les dice que no pueden meterse los dedos en la nariz delante de otras personas pero que pueden hacerlo en privado, que no pueden tocarse delante de otras personas pero pueden hacerlo en privado.

También es importante explicar al menor que sus partes privadas deben ser eso, privadas.

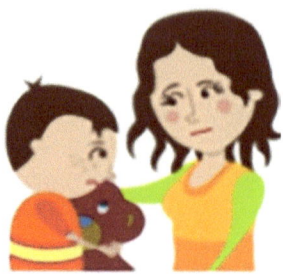

Cuando se refiera a los genitales frente a su hijos **use los términos reales,** pene y vagina.
Cualquier otro nombre no es ni adecuado ni correcto.

Cuando los niños juegan

Es posible que jueguen al doctor, al papá y a la mamá, etc que son juegos donde se pueden dar ciertos tocamientos. Esto está bien, solo observe ciertas pautas:

- Que los niños que juegan tenga la misma edad, sin la participación de niños más grandes.
- Que no se vuelva costumbre, normalmente este tipo de juegos no se repiten y si es así entonces no permite que su hijo participe de estos juegos.

Algunos niños que sufren de abuso o están sobrestimulados en el aspecto sexual suelen presentar conducta obsesiva respecto al sexo y a estos juegos por lo que debe poner atención, no dude en hablar con otros padres si se presentan este tipo de situaciones.

Las pijamadas con otros niños

A cierta edad la idea de jugar a las excursiones, armar una carpa y/o quedarse a dormir donde los primos o amigos suele ser una gran aventura. Mucho cuidado, bajo ciertas premisas son actividades de socialización positivas para los niños pero también puede dar lugar a exploraciones no muy adecuadas para su edad.
No las permita si:

- Hay mucha diferencia de edad entre los niños que se van a quedar.
- Si son recurrentes, por ejemplo cada semana.

- Si no hay adultos responsables en casa.
- Si no hay campamento de niños y niñas separados en otra habitación.
-

Cómo responder las preguntas de los niños

Tarde o temprano vendrán las preguntas, los niños son curiosos por naturaleza y le van a preguntar.

Esto es lo que debe hacer:

Primero que nada, debe agradecer el hecho de que el menor le tenga la confianza para preguntarle.

Lo segundo, no se asuste, no se alarme, tómelo con calma y responda de forma simple, usted usa los términos pene y vagina desde siempre con el menor. Así que úselos si es necesario.

Una respuesta simple y honesta sin entrar en detalles innecesarios es todo lo que está buscando.

Y por último y muy importante, tenga a mano un libro de sexualidad para niños, adecuado a la edad que tenga. Puede dárselo para que lo lea o lo revisen juntos.

Permita siempre que el niño se lleve el libro para leerlo en privacidad y respete siempre su privacidad.

Frente al abuso sexual

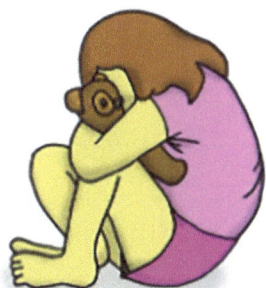

Este es un tema sobre el que debe estar muy pendiente, el abuso sexual es una realidad y es su tarea como padre o apoderado proteger a su hijo del mismo.

Algunas señales de posible abuso sexual en un niño son:

El menor se muestra ansioso o irritable.

Muestra excesivo interés en cosas relacionadas con el sexo.

Busca de participar en actividades sexuales con niños más grandes.

Muestra confusión o tiene ideas distorsionadas sobre los derechos de otros en materia sexual.

Por ejemplo, afirma cosas como: "Ella quería" o "Puedo tocarlo si quiero. No obedece a la regla entre lo público y lo privado.

Repite tocamientos en los genitales de otros niños pese a que un adulto ya le explicó que no debe hacerlo.

La situación de abuso sexual es muy dolorosa para toda la familia pero debe ser atendida pensando en el menor.

Es muy importante que usted acuda a un terapeuta y se informe sobre los procedimientos que puedan ayudar al menor. No tema denunciar al responsable, muchas veces el abuso ocurre dentro de la casa y tendemos a callar. Que su prioridad sea la salud emocional y físico de su hijo o hija.

Cuando nos atrapan teniendo sexo

Es un accidente que puede pasar y es bastante común, no se preocupe si usted y su pareja actúan con naturalidad es posible que el menor ni siquiera se entere de lo que está pasando.

Aquí tiene algunas recomendaciones:

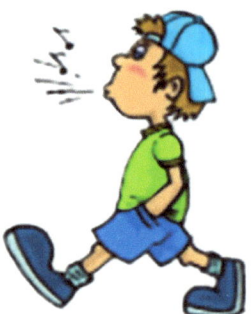

Cierre la puerta y que el menor toque siempre antes de entrar. Esta norma en casa debe aplicarse para todos como una forma de respeto a la privacidad, mucho se habla respecto al derecho de los menores a tener su espacio, pues bien, que sea una norma para que todos tengan esos espacios íntimos. De ese modo, cuando usted y su pareja estén en el acto sexual tendrán tiempo de vestirse y abrir la puerta.

Que no sea algo recurrente. Algo eventual no va afectar al menor, pero si ve cosas no adecuadas para su edad todo el tiempo va a verse seriamente afectado. Es como cuando ve muchas películas de terror y luego tiene pesadillas.

Es muy bueno para el niño saber que sus padres se aman y se dan besos y abrazos. No limite las muestras de afecto en presencia del menor. De esa forma si los ve teniendo relaciones exuales no será algo que le perturbe.

El peligro de Internet

Las posibilidades sexuales que ofrece el internet son tantas que se ha dedicado un capítulo al tema. Ahora hablaremos de protección al menor ya que ellos pueden tener acceso a esta información de forma que nosotros ni nos imaginamos, ¿qué hacer para protegerlos?, establezca estas normas y todo estará bien.

- Establezca horarios de uso del internet, para estudio y otro para entretenimiento. Sea firme con esto.
- Aquí se acaban los derechos de privacidad del menor, usted debe tener claves y cuentas y acceder a ellas para revisar con quien habla el menor.
- Ojalá que el menor no cree cuentas falsas para acceder sin su conocimiento.
- No se deje engañar, un niño no necesita estar siempre conectado a internet.
- Tómese muy en serio la protección de sus hijos, en internet los peligros son tan graves como en la vida real.
- A medida que el menor crece hable con el sobre los peligros, hay abundante información y sin alarmar a nadie explique los peligros.

Muchos estudios están empezando a demostrarlo, un niño no necesita teléfono celular ni tablets,

¿Quiere hijos sanos y felices?,

Apague todos los aparatos, lean juntos y que salgan a jugar.

BIBLIOGRAFÍA

Referencias

1 Hite S. El informe Hite. Barcelona: Plaza y Janés; 1976.

2 EVALUACIÓN Y TRATAMIENTO DE LA ANORGASMIA FEMENINA Francisco Cabello Santamaría. Instituto Andaluz de Sexología y Psicología.

Para profundizar en el tema:

Información para la Familia, No. 59 Informativo de "American Academy of Child and Adolescent Psychiatry (AACAP)" Disponible en www.aacap.org

YADIRA JIMENEZ SALAZAR

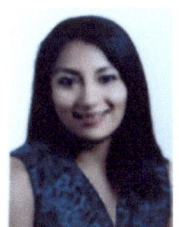

Nació en Loja en el año 1987.Egresada de la Universidad Nacional de Loja, Facultad de Ciencias Médicas de la Escuela de Enfermería en el año 2009 Titulo obtenido Licenciada de Enfermería;

Magister en Gerencia En Salud Para el Desarrollo Local de la Universidad Técnica Particular de Loja en el año 2015.

Actualmente trabaja en el Hospital San Francisco de Quito (IESS) como enfermera operativa en el área de Emergencia.2016

DEDICATORIA

Este trabajo está dedicado a mis padres y hermanos que son los seres que me han apoyado y guiado, siendo mi fortaleza e inspiración en cada momento, por estar conmigo, que me han enseñado a levantarme tantas veces he caído , por ser la base de mi vida profesional.

Mitos y Verdades

*"El sexo es más excitante en la pantalla y
entre las páginas, que entre las sábanas"*

Andy Warhol
Artista

Hacia una práctica sexual más segura

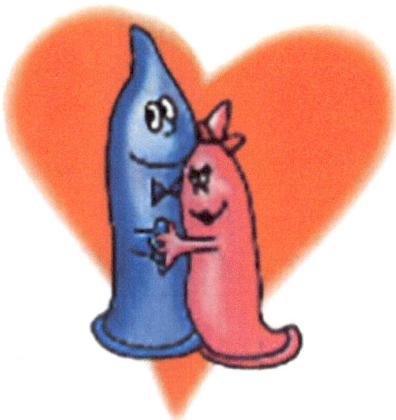

Ya se ha tratado el tema de la prevención en varias partes de este libro, de hecho, si un solo gran objetivo podría cumlpirse con la lectura de este libro tendría que ver con la protección. La protección al derecho a una vida sexual plena y libre de enfermedades.

No existe forma 100% segura de protegernos, pero hay varias cosas que podemos hacer para reducir al mínimo los peligros.

A veces es mejor abstenerse

No todo encuentro sexual es satisfactorio, a veces es mejor decir no, sobretodo si no conoce muy bien a su pareja. Es preferible esperar a establecer una relación afectiva durante un tiempo antes de dar el gran paso hacia el acto sexua. No solo se valora más, también les da tiempo de establecer bases emocionales a la relación.

Recuerde que **nadie se ha muerto por no tener sexo**, pero muchas vidas se han cegado a causa de las ITS Infecciones de Transmisión Sexual.

Limite la cantidad de parejas sexuales

Entre más parejas sexuales usted tenga, mayores son las posibilidades de transmisión de ITS, el dicho de que usted se acuesta con una persona y también con las parejas de esa persona puede ser verdad en materia de infecciones.

Sus instintos no razonan

No confíe solamente en sus instintos, quizá parezca bueno y educado y frente a usted tenga un comportamiento ejemplar, pero usted no puede saber a ciencia cierta si hace meses esa persona tan especial no tuvo un contacto íntimo sin protección y es portador de un virus. Usted no lo sabe y es posible que el tampoco lo sepa.

Protéjase y si usted y su pareja han decidido tener actividad sexual sin preservativo entonces deben hacerse ambs una serie de chequeos para descartar cualquier ITS.

Recuerde: no solo debe protegerse de un embarazo no deseado, también debe hacerlo de una ITS.

No beba en compañía de extraños
Es un consejo para hombres y mujeres, el alcohol le va a impedir tomar buenas decisiones y como se dijo en el capítulo 2 el consentimiento bajo los efectos del alcohol o las drogas no son válidos.
Tener relaciones sexuales bajo los efectos del alcohol o drogas puede acarrearle más de un problema incluso en el aspecto legal.

Hable con su potencial pareja
Usted debe poner el tema sobre el tapete, debe hacerlo antes de un acercamiento sexual y ambos deben estar de acuerdo en temas relacionados con el consentimiento y la protección.
A veces, las mujeres evitan el tema para no parecer fáciles, pero esto es un error. No hacerlo sería irresponsable.

Use condón
No hay excusas para el uso correcto del condón o preservativo. Es muy fácil conseguirlos, son económicos y pueden llevarse tanto en la cartera como en el bolsillo.
Un consejo para hombres y mujeres respecto al portar condones: consérvelos de forma segura, no los ponga en la billetera porque se aplastan, no los guarde con sus pinzas u otros objetos punzantes dentro de la cartera y renuévelos antes de un año.

Compre condones de buena calidad, lamentablemente y esto ocurre en todos los países de Latinoamérica, los condones que se ofrecen de forma gratuita en los dispensarios médicos no son siempre los de mejor calidad. Chicas, ustedes también compren condones.

EL USO CORRECTO DEL CONDÓN

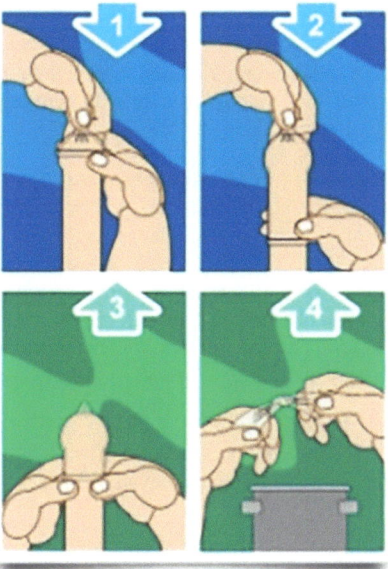

El acto sexual conlleva responsabilidad compartida y no hay razón para no disponer siempre de unos preservativos en la cartera.

El consejo final es que porten preservativos siempre, no importan si solo salen a comprar el pan.

Mitos y Verdades sobre la sexualidad masculina

Existen muchos mitos y creencias populares en torno a la sexualidad, en esta parte vamos a aclarar varios de ellos. Es posible que no estén todos porque suelen aparecer nuevos mitos con el tiempo.

El mejor consejo que podemos dar en este sentido es el siguiente:

Si usted o su pareja tienen una duda o no se ponen de acuerdo acerca de algún aspecto de la sexualidad, acudan a un médico especialista. No importa lo que digan en Internet, siempre es mejor acudir a una fuente certificada de información.

Algunos mitos comunes sobre el hombre y el sexo:

"La masturbación afecta"

Por años fue cuestionada, criticada e incluso castigada. Antiguamente se pensaba que el número de espermatozoides era limitado en cada hombre y masturbarse era un desperdicio de genes. También se decía que causaba locura, ceguera, etc.

La masturbación no afecta en ninguna forma, salvo que la persona vea comprometida su vida sexual, afectiva, laboral o social.

Cuando esto pasa con cualquier hábito hablamos de un problema de adicción que debe ser tratado.

"Sólo un pene grande puede satisfacer a la mujer"

Todo lo contrario, un pene demasiado grande puede asustar a la mujer y con esto la lubricación se ve afectada lo que produce dolor y no se podrá realizar el acto.

Lo cierto es que el hombre precisa de apenas unos 5 centímetros para estimular con el pene el clítoris y la vagina, un pene más grande no es el problema, casi siempre la queja de la mujer tendrá que ver con la falta de caricias, cuidados y atención.

"La vasectomía baja la líbido"

La vasectomía es una operación de control natal donde se extirpa el conducto deferente de los órganos sexuales masculinos para conseguir la esterilización. No afecta el deseo sexual del hombre y de hecho, puede incrementarlo al no tener la preocupación de un embarazo no deseado o algún problema con el condón, muchos hombres ven renovados sus deseos. Además es una cirugía muy sencilla que se hace con anestesia local y de pronta recuperación.

"Una mujer virgen siempre sangra la primera vez"

Como ya fue explicado en anteriores capítulos el himen de la mujer es elástico y puede romperse con actividad no sexual brusca. También puede pasar que la mujer sangre varias veces después del primer contacto sexual debido a que el himen se va perforando.

En todo caso, un himen intacto no significa que la mujer es virgen si se toman en cuenta todas las alternativas de actividad sexual, tales como sexo oral, anal, masturbación, etc.

"Sólo al eyacular hay embarazo"

Falso, el líquido que sale del pene en la fase de excitación puede contener suficientes espermatozoides para provocar un embarazo.

"La circuncisión debe ser obligatoria"

Tampoco es verdad, no existe evidencia científica que demuestre los beneficios de ser circuncidado, tiene que ver más bien con una condición social o religiosa. Es igualmente posible contraer una infección con o sin circuncisión si no se toman las medidas adecuadas.

"El condón limita el placer"
Tal vez era verdad hace tiempo, pero hoy no. Ya se ha explicado pero debemos insistir en ello, no hay pruebas de esto y si un hombre pierde sensibilidad con el uso del condón puede deberse a un aspecto psicológico y a falta de un correcto estímulo.

"La sexualidad masculina se extingue con la edad"
Es verdad que baja la líbido y las erecciones se hacen menos duras, esto ya se explicó antes, pero no podemos hablar de una ausencia total de líbido.

Bien manejada puede ser una época de esplendor sexual tanto en el hombre como en la mujer.

BIBLIOGRAFÍA

Para profundizar en el tema:

EL GRAN LIBRO DEL SEXO: Todas las técnicas y consejo para disfrutar de una vida sexual completa y feliz.
ANNE HOOPER , EVEREST, 1999

El Mito del Sexo: la brecha entre nuestras fantasías y la realidad, editorial Simon & Schuster, Autora: Rachel Hills 2015.

LOURDES DEL ROCÍO MOREJÓN DÁVILA

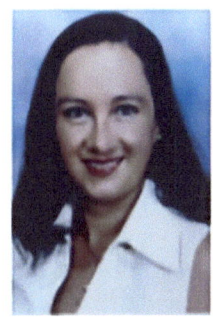

Nacida en Quito, egresó de la Universidad Central del Ecuador como Licenciada en Enfermería.

Presidenta de la Asociación Nacional de Enfermeras Filial Orellana 2003-2004.

Trabajo en materia de enfermería, Revista CIEZT, CLÍNICA, CIRUGÍA, & ENFERMERÍA. Volumen 7 y 8 Número 2 en el 2007 y 2008 respectivamente.

Libro científico "TUTORES EXTERNOS" EDIMEC 2008. PATOLOGÍA RESPIRATORIA AGUDA, PROTOCOLOS DE MANEJO, INKPRIMA, 2012.

Magister en Enfermería Quirúrgica de la Universidad Autónoma de los Andes.

Docente de la UDLA 2011-2015; UNIANDES 2016

Ganadora de Concurso de Merecimientos y Oposición en el Hospital San Francisco de Quito (IESS) en Noviembre del 2011. Actualmente me desempeño como Enfermera Operativa en el área de Emergencia.

DEDICATORIA

A mi esposo Fabián, nuestra hija y a la preciosa Odette que es el pilar fundamental de la unión familiar.

Secretos de los Mejores Amantes del Mundo

"Las mujeres necesitan una razón para tener sexo.Los hombres sólo un lugar".

Billy Crystal
Comediante

El Amante Perfecto

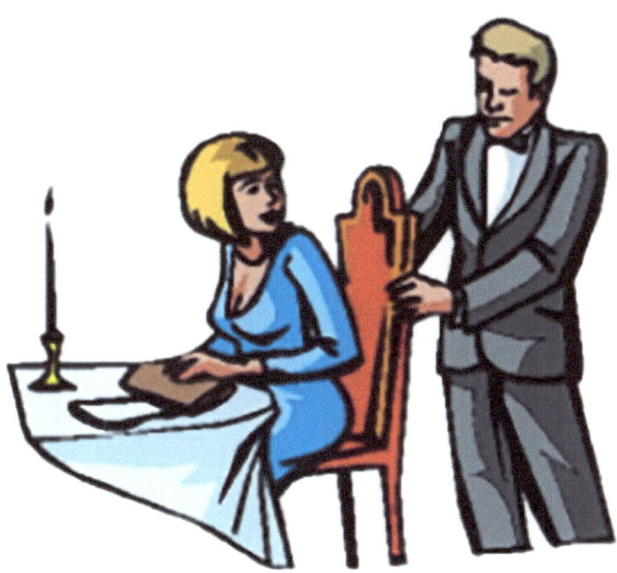

Todos quieren disfrutar de su sexualidad en plenitud, muchos, sobre todo la mayoría de hombres, alardean de sus habilidades en la cama. Pero si algo hemos descubierto a lo largo de este libro es que hay mucho más que la capacidad de realizar el coito por horas, hoy sabemos que la sexualidad es mucho más que sexo.

Tiene que ver con los afectos, las emociones y la vida en pareja.
¿Quiere usted ser el amante perfecto?, ¿le gustaría ser un experto en la materia?.
Los consejos que vienen a continuación en este último capítulo son la forma perfecta de lograrlo, no hablaremos de posiciones especiales ni de afrodisíacos, vamos hablar de lo que de verdad importa.

La caballerosidad está de vuelta
No ha desaparecido ni debe hacerlo, los hombres y las mujeres somos diferentes y esto es maravilloso.

Quizá algunas ultrafeministas se ofendan si un hombre les abre la puerta o les cede el asiento, que mal por ellas que no entienden donde terminan los derechos de la mujer y empiezan los del hombre.

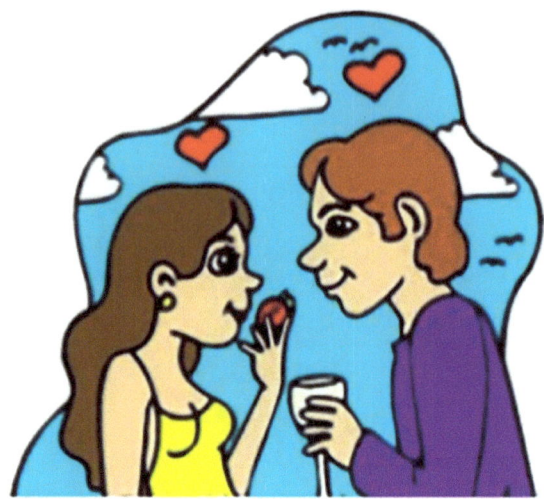

Si usted es mujer, déjese querer por las atenciones y cuidados que su galán le proporciona. Si usted es hombre, saque a relucir sus dotes de caballero, esas atenciones de antaño hacen de usted una persona adorable, entrañable y querible.

La apariencia siempre cuenta
EL desaliño y la falta de higiene no es sexy. Una persona, no importa si es hombre o mujer, no resulta atractiva si es descuidada en su vestir. Es verdad que los domingos puede usted querer estar más cómodo o cómoda, ¡tiene pleno derecho!, pero no descuide cosas básicas.

No se apresure
Ya lo dice el viejo adagio: "**de la prisa solo queda el cansancio**", tómese su tiempo para practicar el juego sexual, tómese su tiempo para caminar de la mano con su pareja, para iniciar el acto sexual puede usted tomarse su tiempo antes de quitarse la ropa.

El clítoris no es un pene pequeño
A veces el hombre tiende a ver el clítoris de la mujer como una forma de pene, dado que el pene es un órgano sensible pero que puede ser manipulado con cierta brusquedad tienden a hacer lo mismo con el clítoris. Pero la cabeza del clítoris que es la que puede recibir estimulación directa, ya que el resto se encuentra ramificado en la vagina, es altamente sensible y muchas veces no puede ser estimulado de forma directa.

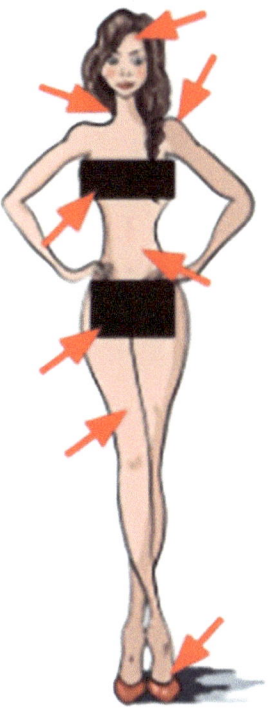

Por eso es importante el autodescubrimiento, conocer qué tipo de estímulos le ayudan a la mujer para que el hombre pueda aplicarse de forma adecuada. También es labor del hombre estimular las **zonas erógenas*** con tacto y delicadeza y saber medir el resultado del estímulo.

*zonas erógenas Son todas aquellas partes del cuerpo humano que presentan una mayor sensibilidad y cuyo estímulo tiene como finalidad y resultado activar sexualmente a una persona. Una piel erizada y unos cuantos gemidos son señales de que va en la dirección correcta.

El placer después del placer

Para la mujer el acto sexual no termina con el orgasmo, para el hombre la eyaculación suele ser el fin del acto sexual y la fase de resolución (descrita en los primeros capítulos) es muy rápida. Pero la mujer necesita disfrutar de ese momento de placer después del placer. Hay una necesidad de afecto ligada a la evolución, al orgasmo y el desarrollo del clítoris.

¿Por qué existe el clítoris?

La única función conocida del clítoris **es el dar placer a la mujer**, la mujer puede tener varios orgasmos y el hombre solo uno. ¿Por qué esto es así?.

La respuesta viene dada desde la evolución de las especies. Hace millones de años, cuando los humanos empezaron a caminar erguidos el acto sexual tenía lugar como en la mayoría de homínidos, el hombre eyaculaba y se daba fin al acto sexual, la mujer se levantaba y se iba, haciendo que el semen cayera por entre sus piernas impidiendo la fecundación.

La evolución desarrolló entonces el clítoris, una órgano cuya única función es el de dar placer a la mujer y que ésta tuviera la necesidad de permanecer recostada luego del acto sexual.

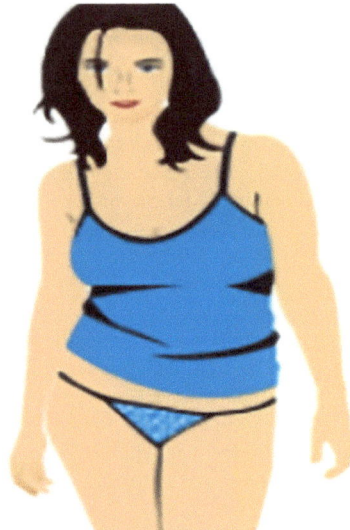

Con ello, se estableció la necesidad de la mujer de permanecer recostada y protegida por el hombre después del coito. Es una necesidad evolutiva que el hombre debe satisfacer.

Seducción si, perversión no

Todos tenemos fantasías sexuales y como ya se explicó antes las fantasías sexuales juegan un rol muy importante en la pareja. Algunas pueden ser compartidas e incluso intentadas por usted y su pareja para darle cierto condimento a la relación de pareja.

El problema se da cuando el acto sexual debe ser bajo la premisa de la fantasía sexual, es decir, que por ejemplo el hombre sólo puede tener una erección si la mujer usa determinada prenda. Aquí es cuando es necesario consultar con un terapeuta para averiguar porque la persona necesita exclusivamente de una **parafilia*** para establecer el acto sexual.

También tenemos un problema cuando en la necesidad de cumplir cierto deseo sexual la pareja obliga o somete a su contraparte si el consentimiento o bajo presión o amenaza.

Si usted no se siente cómodo con cierta fantasía sexual de su pareja hágaselo saber, no hay obligación de cumplir todas las fantasías y muchos menos si usted se siente mal con alguna de ellas.

No tema que su pareja le va abandonar porque usted se niegue a una práctica humillante o vejatoria. Usted tiene derechos que deben ser respetados y en una relación sana y estable este tipo de pedidos normalmente no se repiten.

***Parafilia** es un comportamiento sexual altamente determinado por el placer y que involucra acciones, objetos o personas, por ejemplo: sadismo, masoquismo, fetichismo, etc.

El secreto sexual de los mejores amantes del mundo

Lo prometimos en el título y ahora vamos a decirlo, no hay un solo secreto, muchas de las pautas de comportamiento descritas en este libro y que aplican tanto en hombres como en mujeres le hacen a usted una pareja deseable y atractiva de por vida.

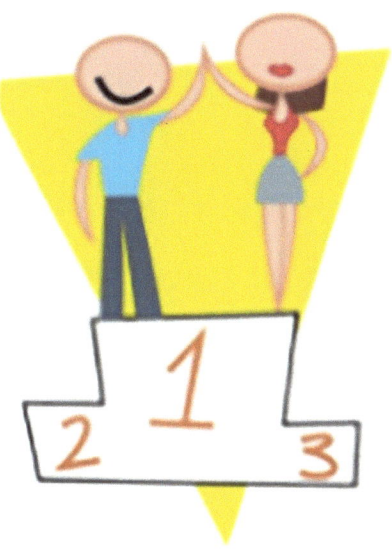

La clave está en una **buena comunicación**, y en compartir tareas que en principio son propias del género.

Por ejemplo: si usted es hombre puede ayudar a su pareja y cambiar el pañal de sus hijos, pocas cosas son tan sexys como esa. Si usted es mujer podría enviarle una flor a su pareja o invitarlo a cenar, son detalles que un hombre ama.

Una sexualidad plena y feliz depende de ambos, tiene que ver con el compartir un proyecto de vida y además, es un trabajo de tiempo completo.

Parece duro y a veces lo es, pero las recompensas son únicas.

ocasionalmente usted puede acceder a ciertos deseos y su pareja también, la clave como se ha repetido con insistencia es la comunicación.

Busque el equilibrio

No todo está perdido, ambos pueden llegar a un acuerdo, quizá no van a cumplir toda la fantasía sexual pero si una parte de ella.

Miradas que matan

Hay miradas que matan, si. Pero que matan la relación poco a poco. Imagine a la mujer que pasea con su pareja por el centro comercial y el no puede dejar de ver el cuerpo de las modelos que trabajan en las tiendas.

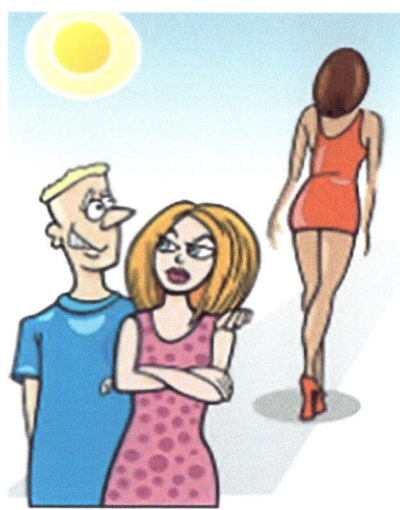

Es un instinto natural que también tiene su origen en la evolución humana, el macho siempre busca posibles parejas sexuales con quienes perpetuar la especie.

Esto era natural hace millones de años y con el matrimonio y la monogamia esto ya no es permisible, pero aún quedan rezagos, entre ellos, el mirar.

Es un instinto fuerte pero se puede evitar, sobretodo si está con su pareja.

No lo haga, después de todo, ¿qué opciones reales tiene de conquistar a la modelo?, cero.

Mejor controle sus instintos y la recompensa en casa será genial.

Como tener una vida sexual plena

- No tenga relaciones sexuales en la primera cita. La sexualidad requiere de cierto proceso, ir cumpliendo etapas y ni un solo paso debe apresurarse y menos saltarse.

- Prepare su encuentro sexual. Que nadie los moleste, hagan una cita para hacer el amor y respeten los horarios, preparen el lugar y cuiden los detalles, no deben perderse en nimiedades ni estresarse, pero si crear una atmósfera que invite a la pasión.

- Descubra las necesidades de su pareja. Usted necesita saber que le agrade y que le disgusta del acto sexual, investigue, pregunte, pruebe y compruebe. Pero recuerde: no siempre estamos del mismo ánimo.

- Diversión sí, pero con protección. Usted debe protegerse y proteger a su pareja, los cuidados para evitar las ITS y un embarazo no programado son parte vital. pero también proteja las emociones y los sentimientos de ambos. ¿Es necesario hablar de sus aventuras sexuales pasadas?, seguro que no.
- Evite la rutina. Usted y su pareja merecen vivir muchas aventuras en la intimidad, el acto sexual mecánico y organizado no es algo que le encante al ser humano. Investiguen y prueben cosas nuevas.
- Si algo no funciona, reparelo. Busque ayuda profesional y competente, las relaciones siempre pueden ser mejores, la vida sexual también y si usted nota algún cambio en su cuerpo o en su sexualidad entonces debe consultar con su médico. Los problemas de salud tratados a tiempo siempre ofrecen mejores resultados. No se automedique ni pretenda que nada pasa. A veces es mejor un chequeo para comprobar que todo está bien que sufrir las consecuencias después.

BIBLIOGRAFÍA

Para profundizar en el tema:
Viva la Diferencia, y el complemento también Pilar Sordo, Editorial GRANICA, 2007

Comportamiento sexual y humano
Dra. Iliana C. Gorguet Pi
Editorial Oriente, Santiago de Cuba, 2008

MD.LUIS FERNANDO GRANJA

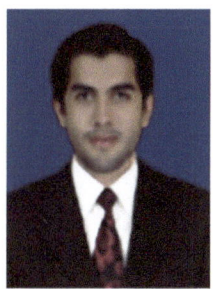

Médico Universidad Central del Ecuador, Residente de Emergencias HSFQ, Estudiante de la Maestría en Salud y Seguridad Ocupacional Universidad Internacional SEK

DEDICATORIA
Por su paciencia, entrega y sacrificio diario,
hoy y siempre , gracias.
Guadalupe, Gerardo,Antonio, Albertina

Métodos Anticonceptivos

"La responsabilidad es un regalo que te das a ti mismo, no una obligación".

Dan Millman
Entrenador

Anticoncepción masculina y femenina

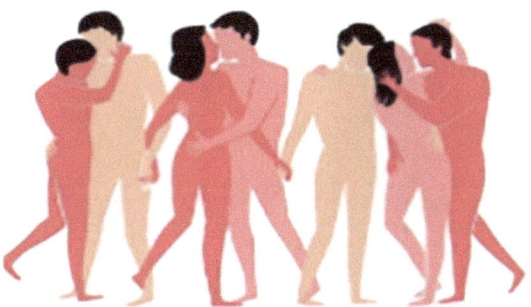

La planificación familiar y el uso de métodos anticonceptivos es una responsabilidad compartida entre el hombre y la mujer, ambos deben hablar abiertamente sobre cuándo procrear y los métodos de protección del embarazo deben usar.

Importante: Los métodos anticonceptivos aquí explicados no necesariamente le van a proteger de las enfermedades de trasmisión sexual ETS.
Para conocer las formas de prevención de ETS lea el capítulo **Sexualidad y Salud** del presente libro.
Si bien vamos a describir los actuales métodos de anticoncepción con su grado de efectividad le recomendamos visitar a su médico para que les guíe en cuanto a los métodos que van a utilizar y que mejor se adapten a su caso particular.
Terminaremos el capítulo explicando algunos mitos e ideas equivocadas acerca de la anticoncepción.

Métodos Naturales

Los métodos naturales se entienden como aquellos métodos anticonceptivos que no involucran un elemento externo, son **muy poco eficaces** y suelen ser utilizados por personas que por su sistema de creencias no admiten otros tipos de métodos.

Ogino-Knaus
Consiste en conocer el calendario de la ovulación y practicar la abstinencia los días fértiles. Es un método poco recomendable, ya que requiere conocer perfectamente la fisiología y la anatomía del ciclo ovárico.

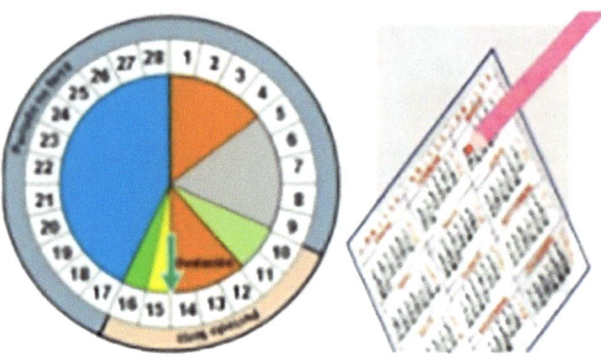

Temperatura basal
Consiste en controlar la temperatura de la mujer cada día para, mediante los cambios de temperatura, determinar los días fértiles y no fértiles.
Se utiliza para determinar cuándo es más probable embarazarse porque la temperatura basal tiende a subir (aproximadamente medio grado) después de la ovulación.

Billings
Consiste en verificar la presencia o no de moco cervical en la vagina ya que el moco cervical se produce en periodos de fertilidad.
Para un buen aprendizaje y aplicación de los métodos naturales no basta con leer un artículo o un manual, es necesario hacer un curso que consta de varias clases y un seguimiento personalizado de las gráficas durante al menos 6 ciclos por personal de salud especializado.

Métodos Anticonceptivos
Preservativos
Económicos, desechables, fáciles de portar, bien utilizados ofrecen una efectividad de entre el 85% al 97%. Además de estar disponibles tanto para mujeres como para hombres, los preservativos son útiles para protegerse de las enfermedades de trasmisión sexual.
Es importante recalcar el hecho de que deben ser utilizados de forma correcta para no disminuir su grado de eficacia. Se recomienda utilizar el condón o preservativo en combinación con otro método como por ejemplo la píldora.

Métodos anticonceptivos reversibles para la mujer

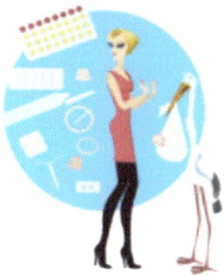

La Anticoncepción Hormonal de Emergencia (AHE) consiste en el uso de una alta dosis hormonal dentro de los 5 días de una relación sexual no protegida para prevenir un embarazo no planificado. A diferencia de otros métodos anticonceptivos de uso regular debe usarse únicamente como método de emergencia. También conocida como "la píldora del día después", pero este término no es adecuado, ya que la AHE debe ser iniciada lo antes posible ("horas después"), inmediatamente luego del coito no protegido y hasta 120 horas después.

La píldora anticonceptiva Como se comentó en el primer capítulo, la píldora marcó una verdadera revolución sexual. Se trata de una píldora que actúa sobre el sistema endocrino, básicamente contiene hormonas que inhiben la ovulación.
Tiene una efectividad del 99,5% en personas saludables que no olvidan tomarse la píldora.

Anillo vaginal También es un método basado en las hormonas, tiene la ventaja de que se coloca una vez y tiene una duración de un mes por lo que no hay riesgo de olvidos.
Se trata de un anillo elástico que se coloca al interior de la vagina y va liberando pequeñas dosis de hormonas a lo largo de 30 días.

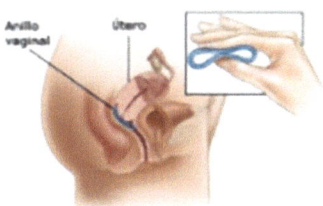

anillo vaginal

Parche anticonceptivo

También es de tipo hormonal, se trata de un parche que puede ser adherido a la piel en una de los cuatro lugares que muestra la figura.

Tiene una duración de una semana, es altamente efectivo y de fácil uso pero debe llevar un registro de uso semanal.

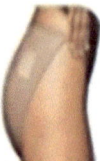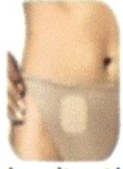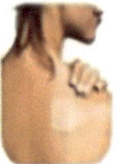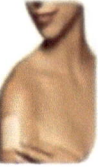

sitios de aplicación del parche anticonceptivo

Inyección de progestina

Es una inyección de hormona que se coloca en el brazo, tiene una duración de tres meses, es segura, discreta y de alta efectividad.

Implante hormonal subdérmico

Se trata de un dispositivo del tamaño de un fósforo que se coloca bajo la piel del brazo y que libera hormonas por hasta tres años.

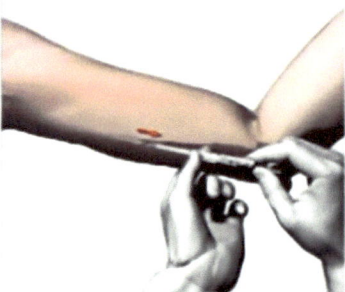

implante hormonal subdérmico

Dispositivo intrauterino (DIU)

Consiste en insertar un dispositivo en forma de T al interior del útero, ofrece protección de tres a diez años. Los hay de cobre y de plástico. El cobre es un **espermicida** natural y los de plástico liberan hormonas que inhiben la implantación del útero.

Ofrece un alto nivel de efectividad.

El diafragma

Es un capuchón de goma que se coloca al interior de la vagina, es necesario utilizarlo seis horas antes de la práctica sexual y siempre se debe aplicar con **espermicida.** No ofrece una alta eficacia (88%) y no permite la práctica sexual espontánea ya que requiere preparación.

Espermicida: sustancia que destruye los espermatozoides.

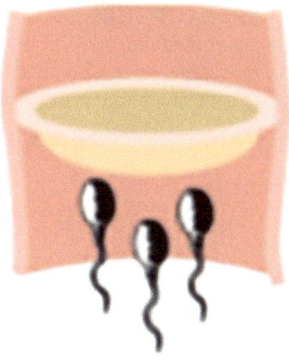

diafragma

Esterilización

En la mujer es una cirugía que consiste en cortar el paso del óvulo por las trompas de falopio mediante uno de los métodos descritos en la imagen.

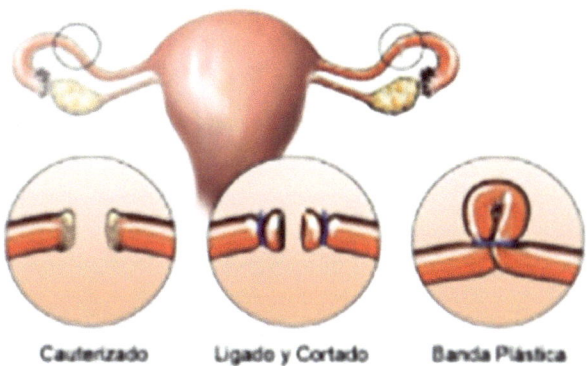

Cauterizado   Ligado y Cortado   Banda Plástica

En el hombre es una cirugía ambulatoria, mucho más simple de realizar que consiste en cortar el paso de los espermatozoides desde los testículos. El procedimiento se conoce como **vasectomía**.

Ventajas de la Vasectomía

Son numerosas las ventajas de este procedimiento:

1. Es económico.
2. Es una cirugía ambulatoria, sin internación del paciente.
3. Puede ser permanente o reversible.
4. La recuperación es inmediata.
5. De eficacia comprobable, ya que se pueden hacer estudios sobre la presencia o no de espermatozoides después de la intervención.

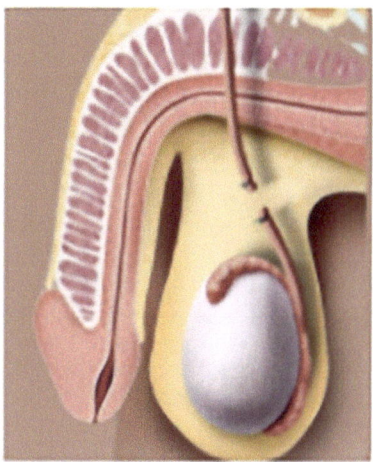

Vasectomia

Además es importante aclarar que:

1. No afecta la calidad de las relaciones sexuales. De hecho, la potencia eliminando la preocupación del embarazo no deseado.
2. El hombre continúa eyaculando en sus relaciones sexuales pero sin la presencia de espermatozoides.
3. No afecta a los testículos ni al pene.
4. No afecta la calidad de la erección.
5. No disminuye la líbido (el deseo sexual).
6. No altera la masculinidad a nivel sicológico ni hormonal.
7. Puede ser reversible mediante otra cirugía llamada vasovasostomía.

BIBLIOGRAFÍA

Ministerio de Salud Argentina. (26 de 01 de 2007).
Anticoncepción hormonal de emergencia.
Obtenido de Guía de Procedimientos para Profesionales de la Salud:
http://www.msal.gob.ar/saludsexual/downloads/AHE_guia_profesionales[
2].pdf

Ministerio de Salud Pública. (2014).
**Instructivo de Implementación del Reglamento para regular el acceso
a métodos anticonceptivos** - Acuerdo Ministerial 2490. Obtenido de
https://aplicaciones.msp.gob.ec/salud/archivosdigitales/documentosDirecc
iones/dnn/archivos/instructivo_de_implementaci%C3%B3n_del_acuerdo_
ministerial_2490_aprobado.pdf

Ministerio de Salud Pública -Instituto ecuatoriano de seguridad Social .
(s.f de 08 de 2010). **Norma y Protocolo de Planificación Familiar.**
Obtenido de
https://www.iess.gob.ec/documents/10162/51880/norma_planif_famil.pdf

Organización Mundial de la Salud. (2016). **Planificación familiar.**
Obtenido de http://www.who.int/mediacentre/factsheets/fs351/es/

Quesada Moreno, M. (2013). **Protocolos Sego**. Obtenido de
Anticoncepcion Quirurgica Masculina:
http://sec.es/descargas/PS_Vasectomia.pdf

Schwarcz, R. (2002). **GUÍA PARA EL USO DE MÉTODOS
ANTICONCEPTIVOS**.
Obtenido de Dirección Nacional de Salud Materno Infantil:
http://www.msal.gob.ar/saludsexual/downloads/guia_de_metodos_anticon
ceptivos.pdf

Somogyi, Liliane, & Mora, Emily. (2011). **Métodos anticonceptivos:
Entonces y ahora**. *Revista de Obstetricia y Ginecología de Venezuela*,
71(2), 118-123. Recuperado en 07 de marzo de 2017,de
http://www.scielo.org.ve/scielo.php?script=sci_arttext&pid=S0048-77322
011000200006&lng=es&tlng=es.

BIBLIOGRAFÍA

Soriano Fernández, Humberto, Rodenas García, Lourdes, & Moreno Escribano, Dolores.
(2010). **Criterios de Elegibilidad de Métodos Anticonceptivos: Nuevas Recomendaciones.** *Revista Clínica de Medicina de Familia*, *3*(3), 206-216. Recuperado en 07 de marzo de 2017, de http://scielo.isciii.es/scielo.php?script=sci_arttext&pid=S1699-695X2010000300009&lng=es&tlng=es

Busquets C.,Maritza, Preisler, Jessica, & Poli, Cecilia. (2002). **MECANISMO DE ACCIÓN DE ANTICONCEPTIVOS ORALES: ¿CUMPLEN LOS ACO DE BAJAS DOSIS CON EL OBJETIVO DE INHIBIR LA OVULACIÓN?**. *Revista chilena de obstetricia y ginecología*, *67*(3), 242-248. https://dx.doi.org/10.4067/S0717-75262002000300014

De la misma editorial:

Primeros Auxilios Psicológicos,
una visión de enfermería.

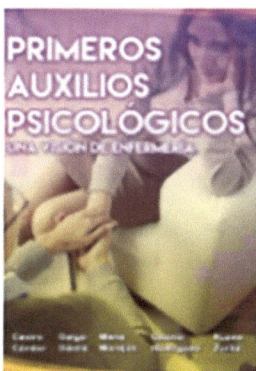

Las catástrofes, ya sean naturales o provocadas por el hombre existen desde tiempos inmemoriales, la humanidad ha tenido que enfrentar crisis de forma casi permanente.

¿Cómo enfrentar la muerte de un ser querido?, ¿Cómo sobreponerse al desastre en un terremoto?, ¿Cómo asumir un despido laboral?, ¿Cómo consolar a quien ha sufrido una ruptura amorosa?, ¿Es bueno que los niños vayan a los funerales?, ¿Cómo prestar ayuda a una persona que intenta atentar contra su vida?.

Dar respuesta a estas y otras inquietudes es el objetivo de esta obra.

De la misma editorial:

Embarazo Feliz

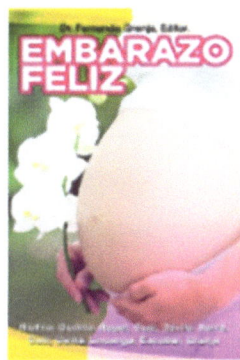

El embarazo es uno de los hechos trascendentales en la vida de una pareja, no importa qué tan preparados se sientan, no importa cuántos hijos hayan traído al mundo. Los padres siempre se van a sentir ansiosos e inquietos frente a cualquier situación nueva que se pueda presentar.

En esta obra un grupo de enfermeras se ha dado cita para contribuir con su conocimiento, experiencia y vocación.
De la mano del personal médico.

Contiene las nociones básicas que toda persona interesada en el proceso de embarazo y alumbramiento en condiciones normales debe saber.